U0398067

董芮寒，绘本创作者兼全职妈妈，医生家属，出版过多本绘本，并为多部图书画过插图，在与娃斗智斗勇的日常中寻找创作的灵感。

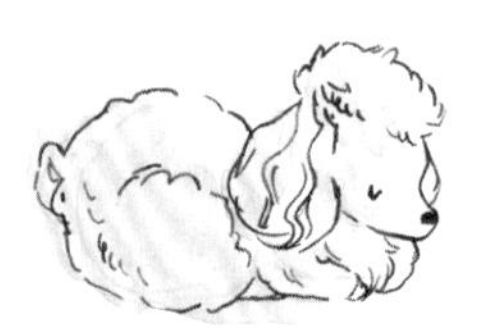

当所有的光都消失的时候，愿它能在黑暗里
为你带来一点儿小小的光明。

图书在版编目（CIP）数据

打怪兽的10个方法 / 董芮寒著. — 北京：北京科学技术出版社，2020.2
ISBN 978-7-5714-0690-5

Ⅰ. ①打… Ⅱ. ①董… Ⅲ. ①日冕形病毒 - 病毒病 - 肺炎 - 预防（卫生）—儿童读物
Ⅳ. ① R563.101-49

中国版本图书馆CIP数据核字（2020）第022102号

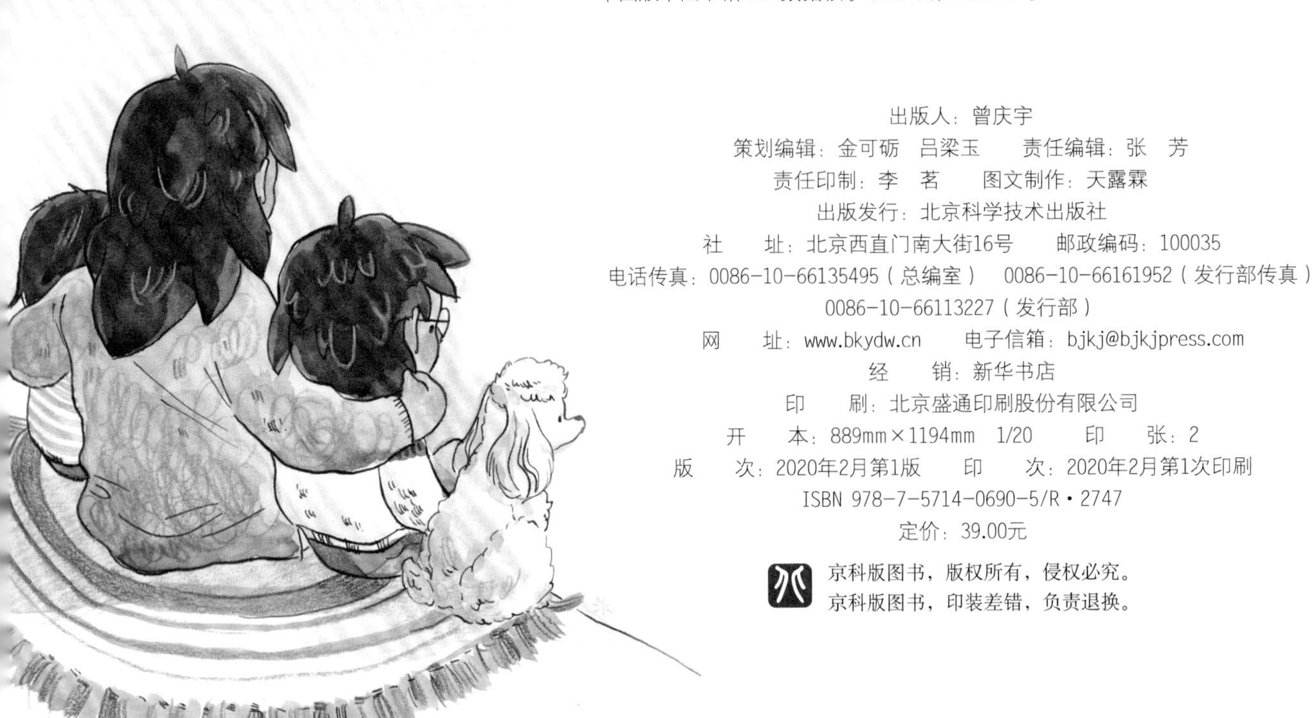

出版人：曾庆宇
策划编辑：金可砺　吕梁玉　　责任编辑：张　芳
责任印制：李　茗　　图文制作：天露霖
出版发行：北京科学技术出版社
社　　址：北京西直门南大街16号　　邮政编码：100035
电话传真：0086-10-66135495（总编室）　0086-10-66161952（发行部传真）
0086-10-66113227（发行部）
网　　址：www.bkydw.cn　　电子信箱：bjkj@bjkjpress.com
经　　销：新华书店
印　　刷：北京盛通印刷股份有限公司
开　　本：889mm×1194mm　1/20　　印　　张：2
版　　次：2020年2月第1版　　印　　次：2020年2月第1次印刷
ISBN 978-7-5714-0690-5/R・2747
定价：39.00元

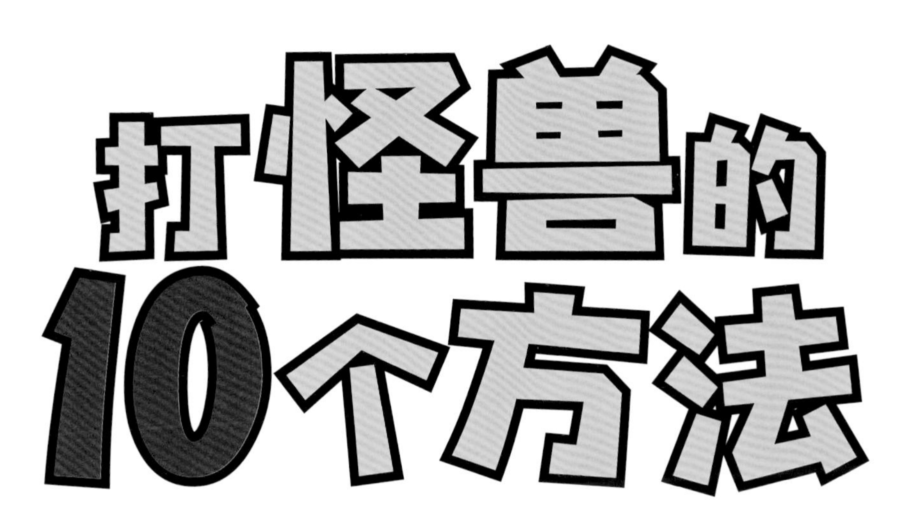

打怪兽的10个方法

董芮寒◎著

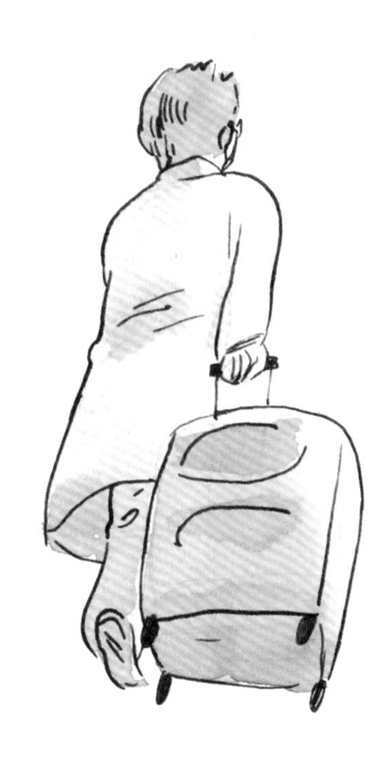

北京科学技术出版社

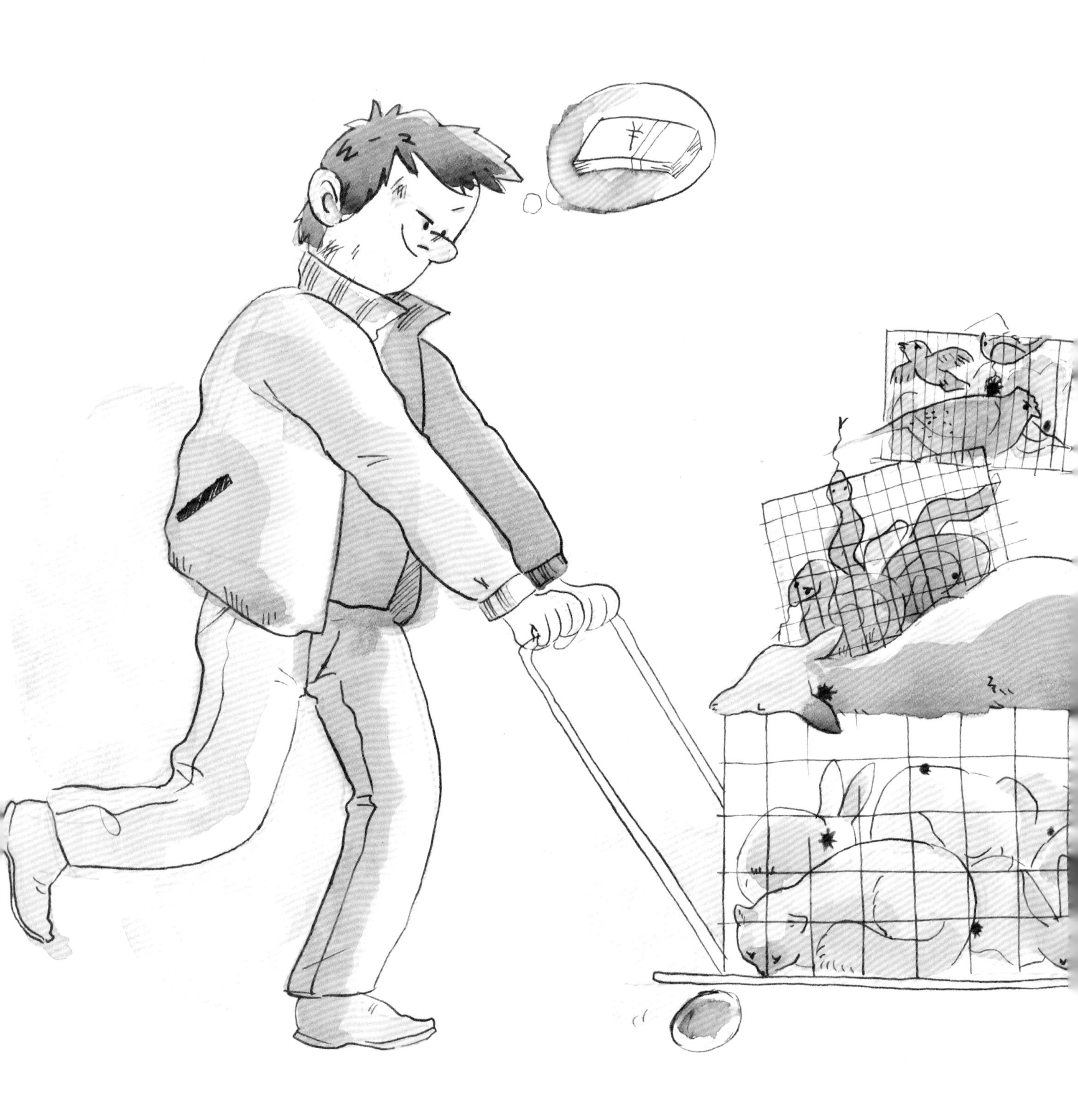

一开始，谁也没有注意到怪兽们来了。

爸爸是一名医生，他管它们叫“新型冠状病毒”。

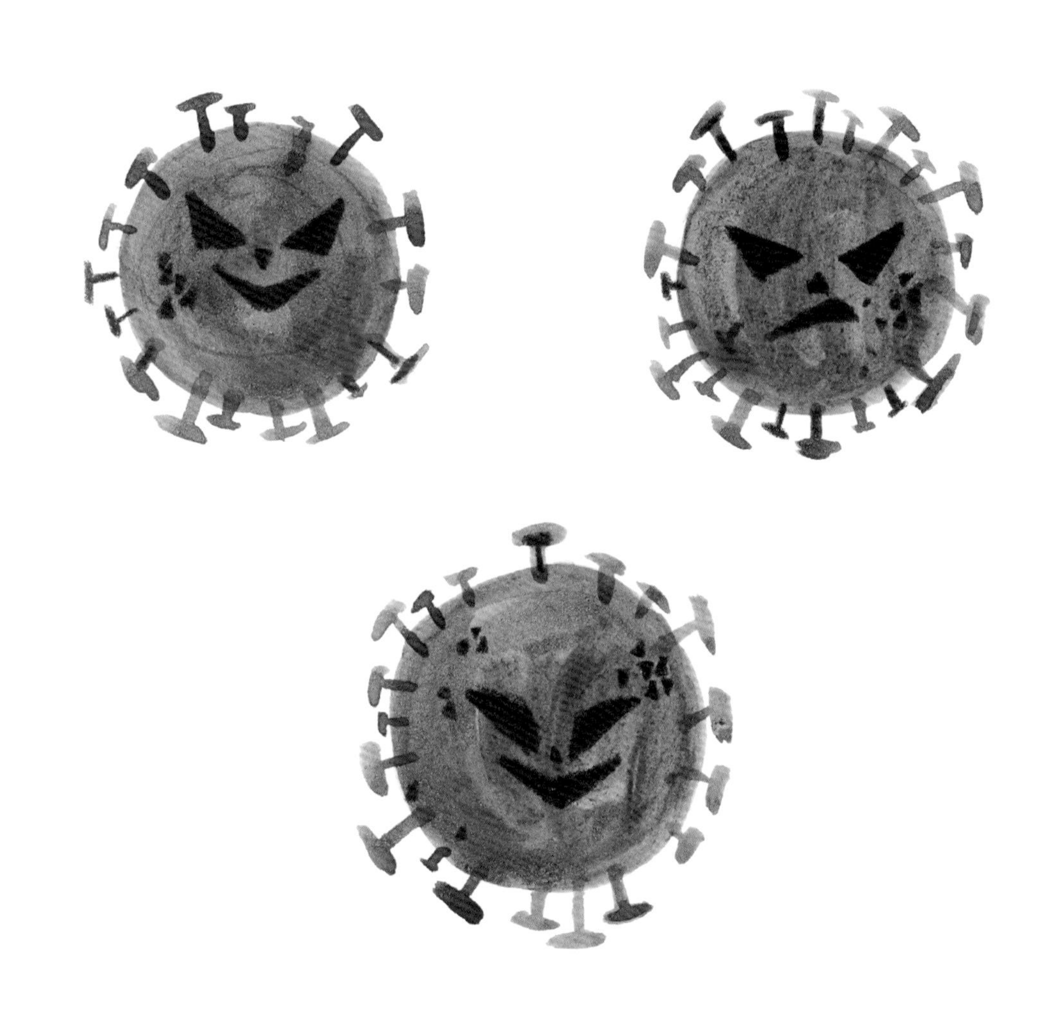

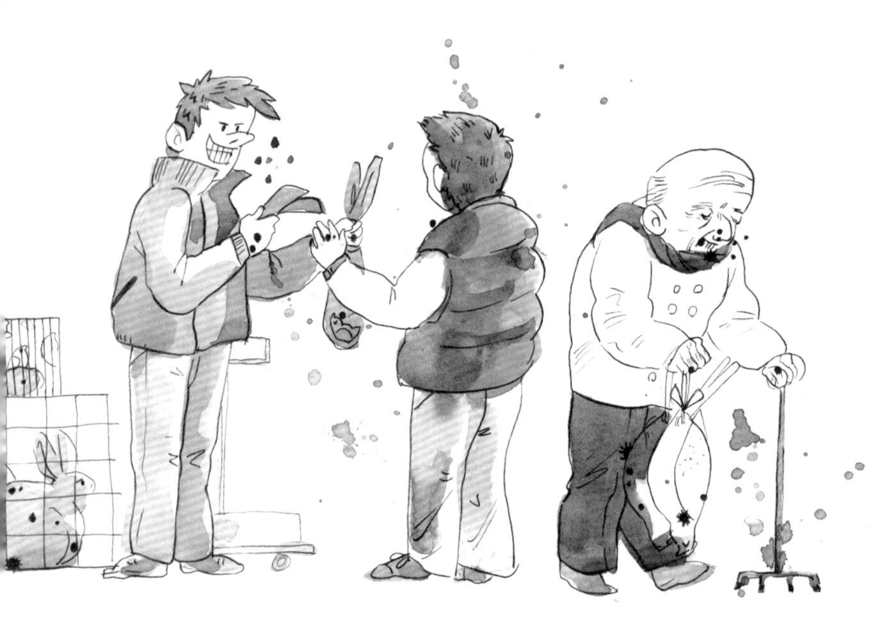

它们通过飞沫从一个人的身体悄悄钻进另一个人的身体里，让人们发热、咳嗽、全身乏力甚至呼吸困难。

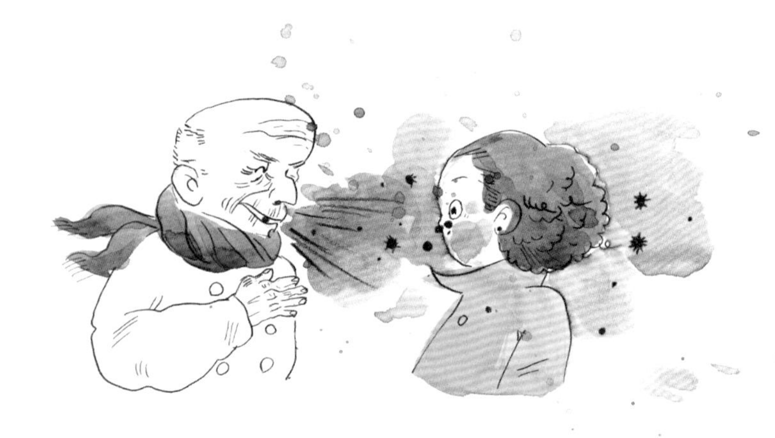

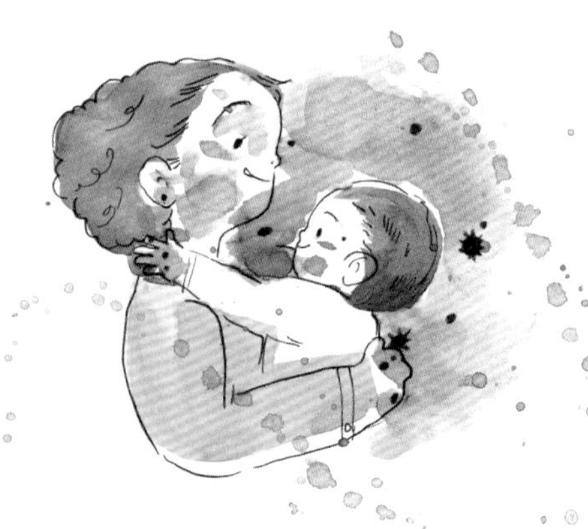

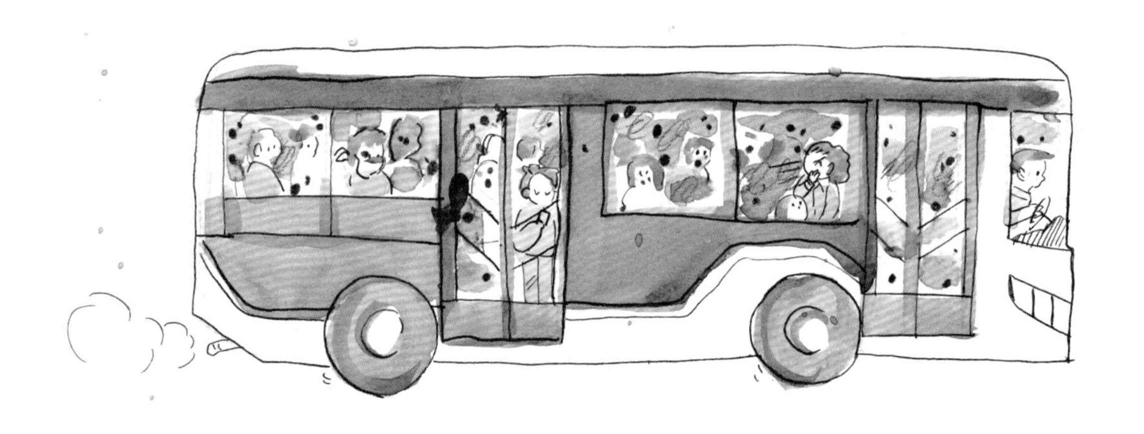

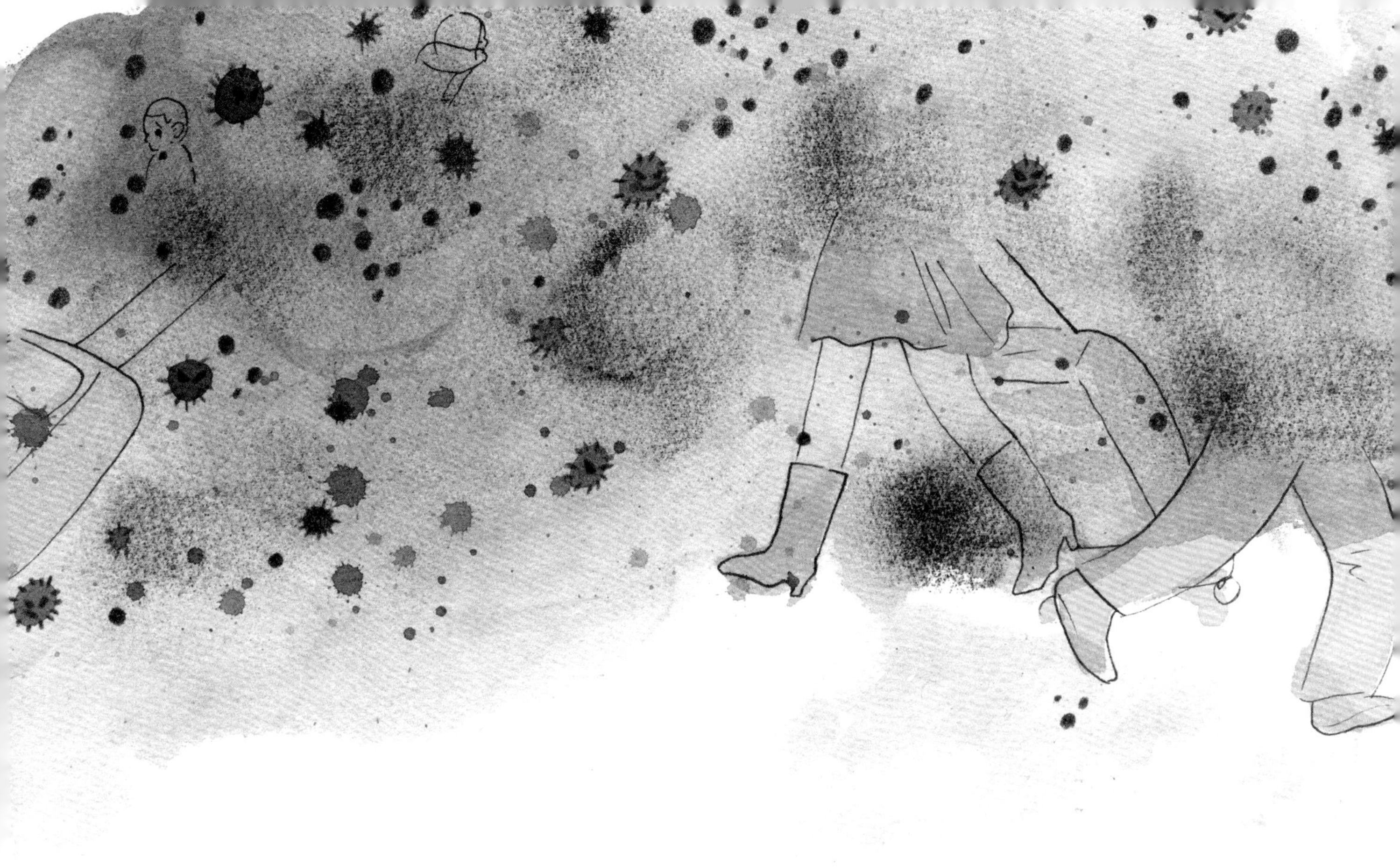

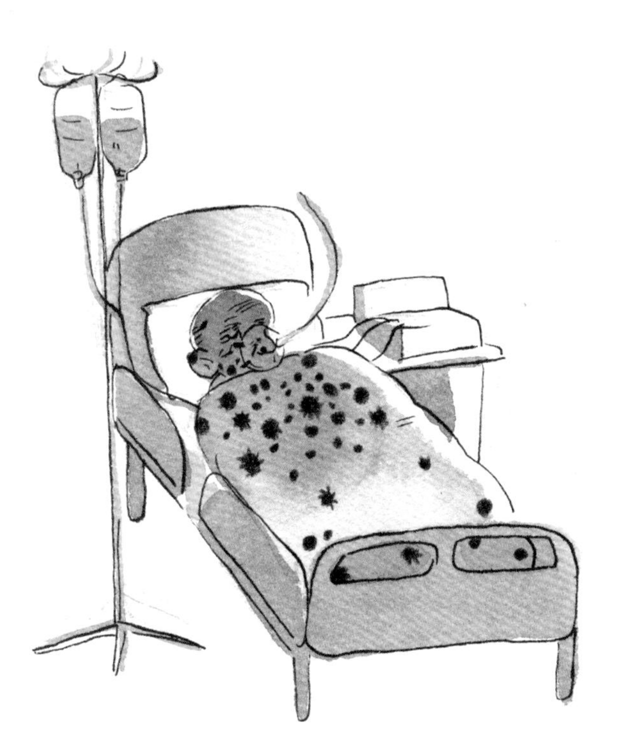

它们一边消耗人体的能量，

一边不断分身，壮大自己的队伍，

变得越来越多……

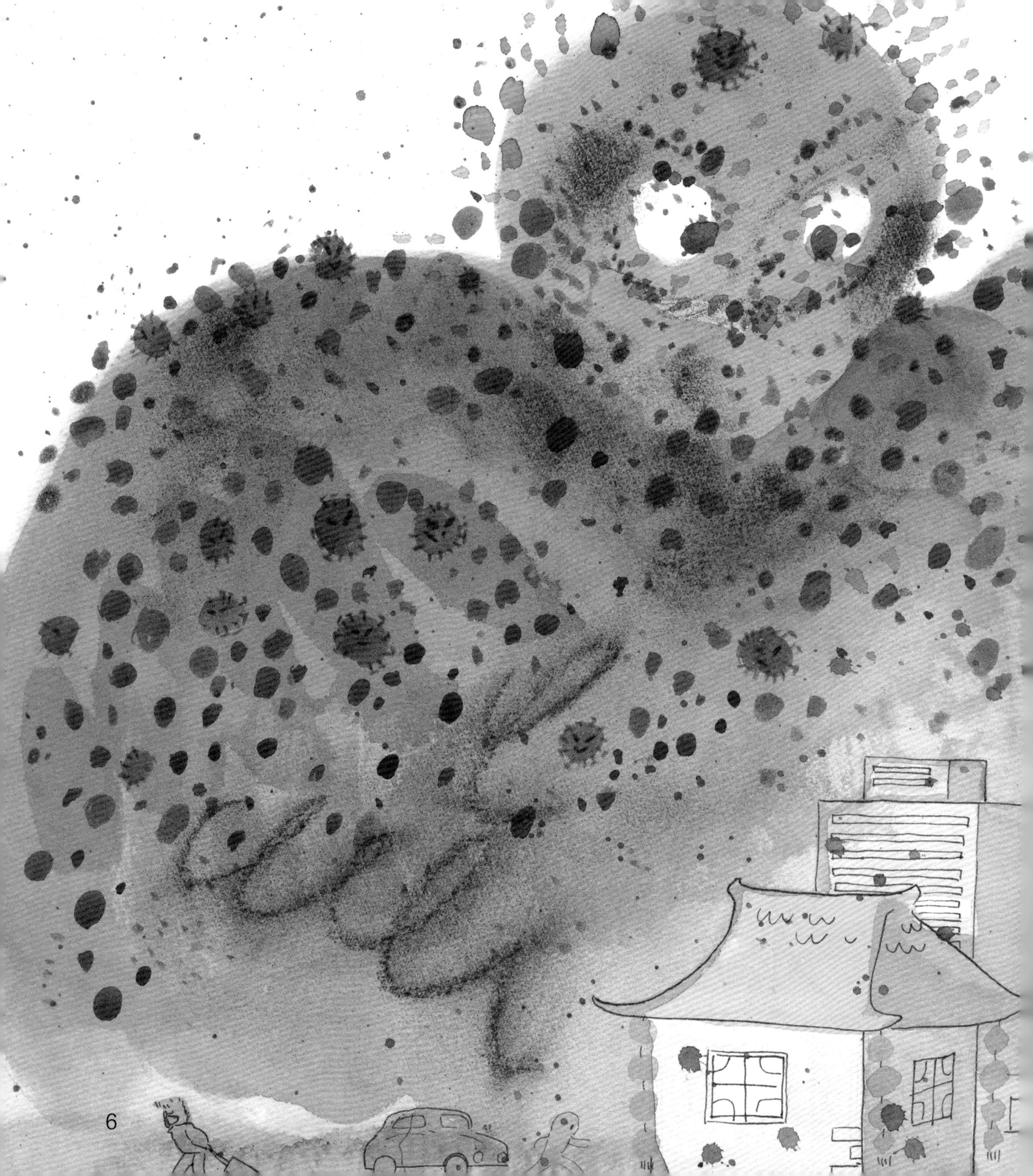

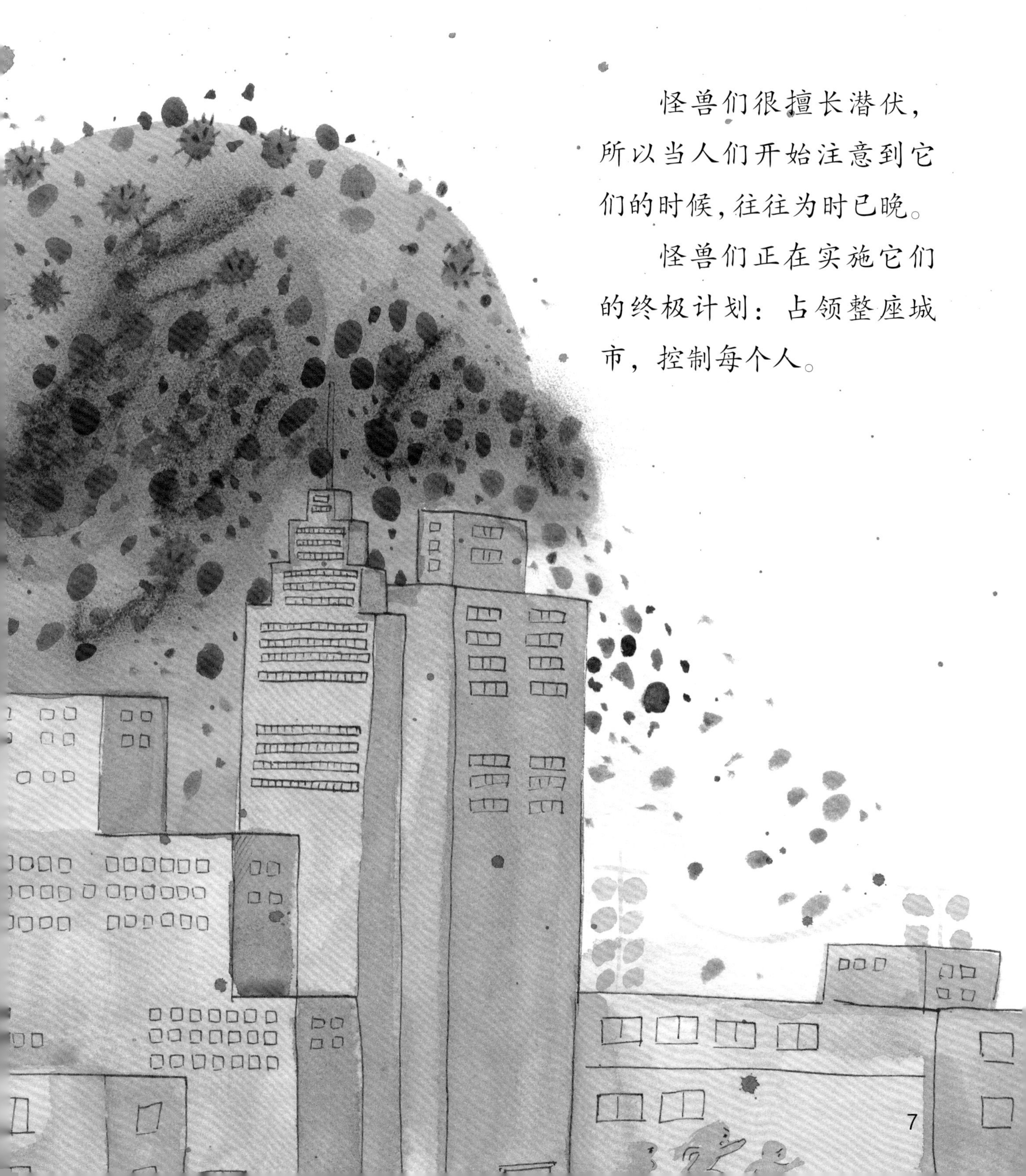

怪兽们很擅长潜伏，所以当人们开始注意到它们的时候，往往为时已晚。

怪兽们正在实施它们的终极计划：占领整座城市，控制每个人。

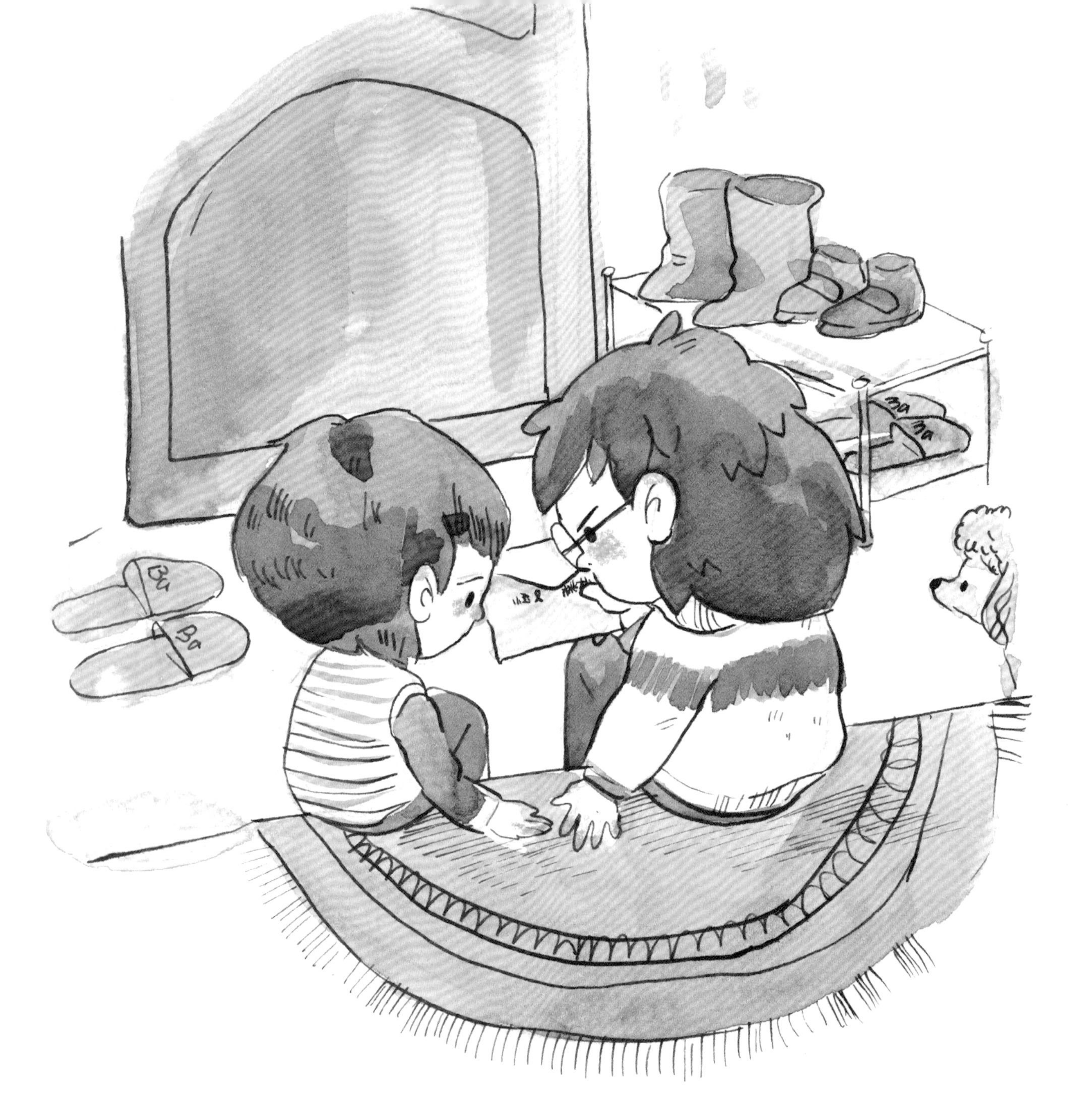

爸爸临出发前要我好好保护家人，教了我很多打败怪兽的方法。

第 **1** 个方法就是：**永远都不要让它们找到你**。

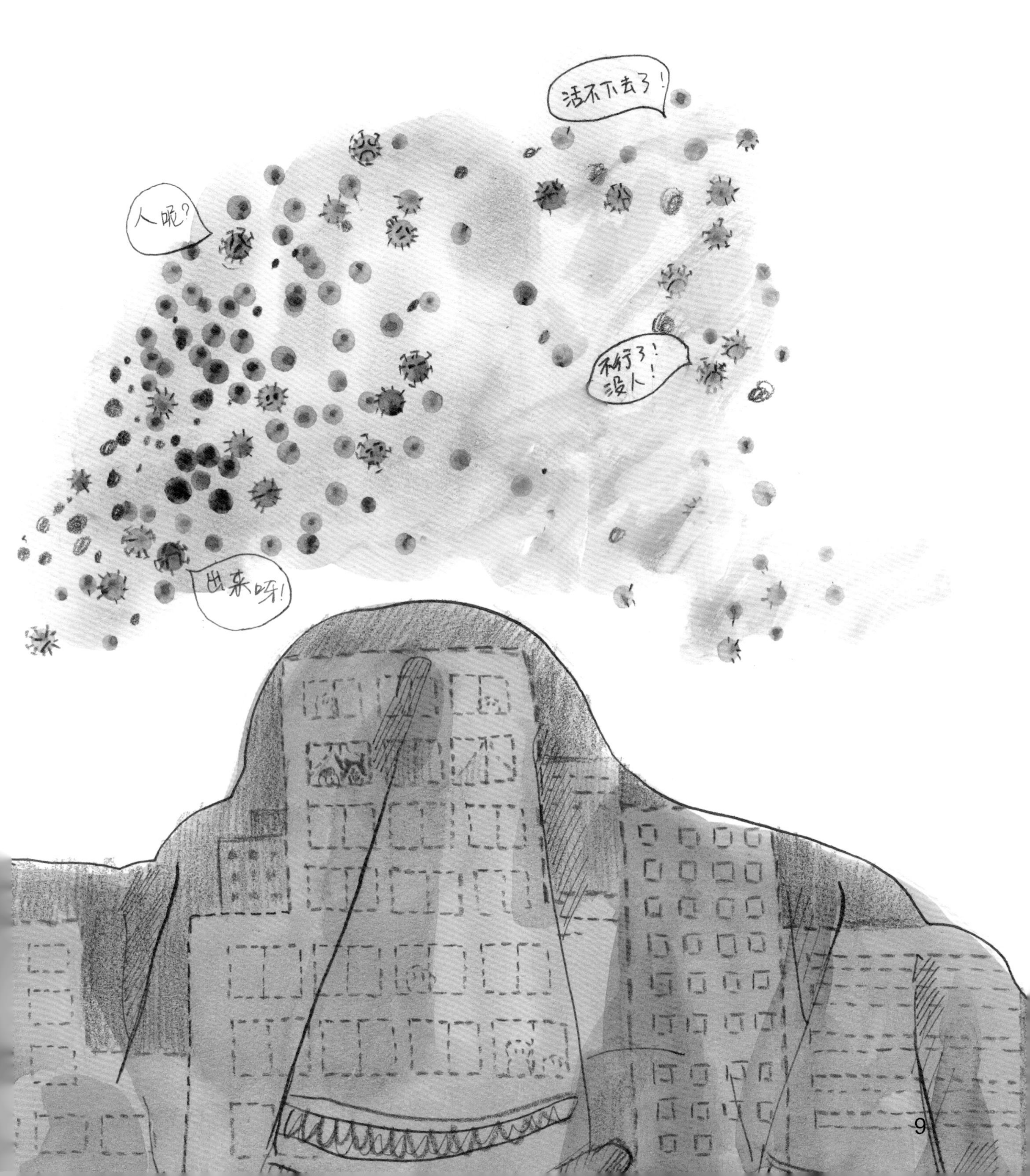
人呢？
活不下去了！
不行了！
没人！
出来呀！

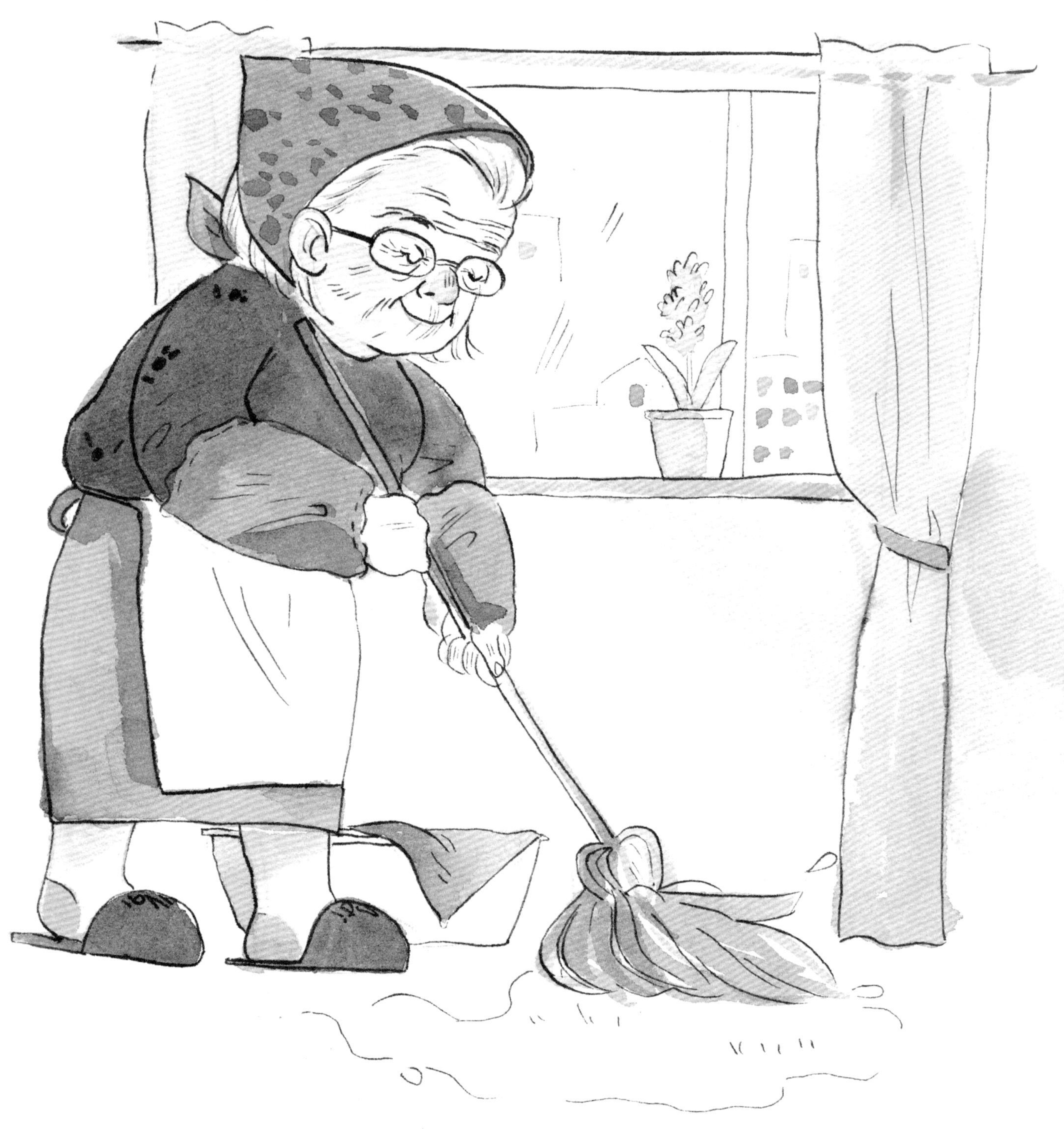

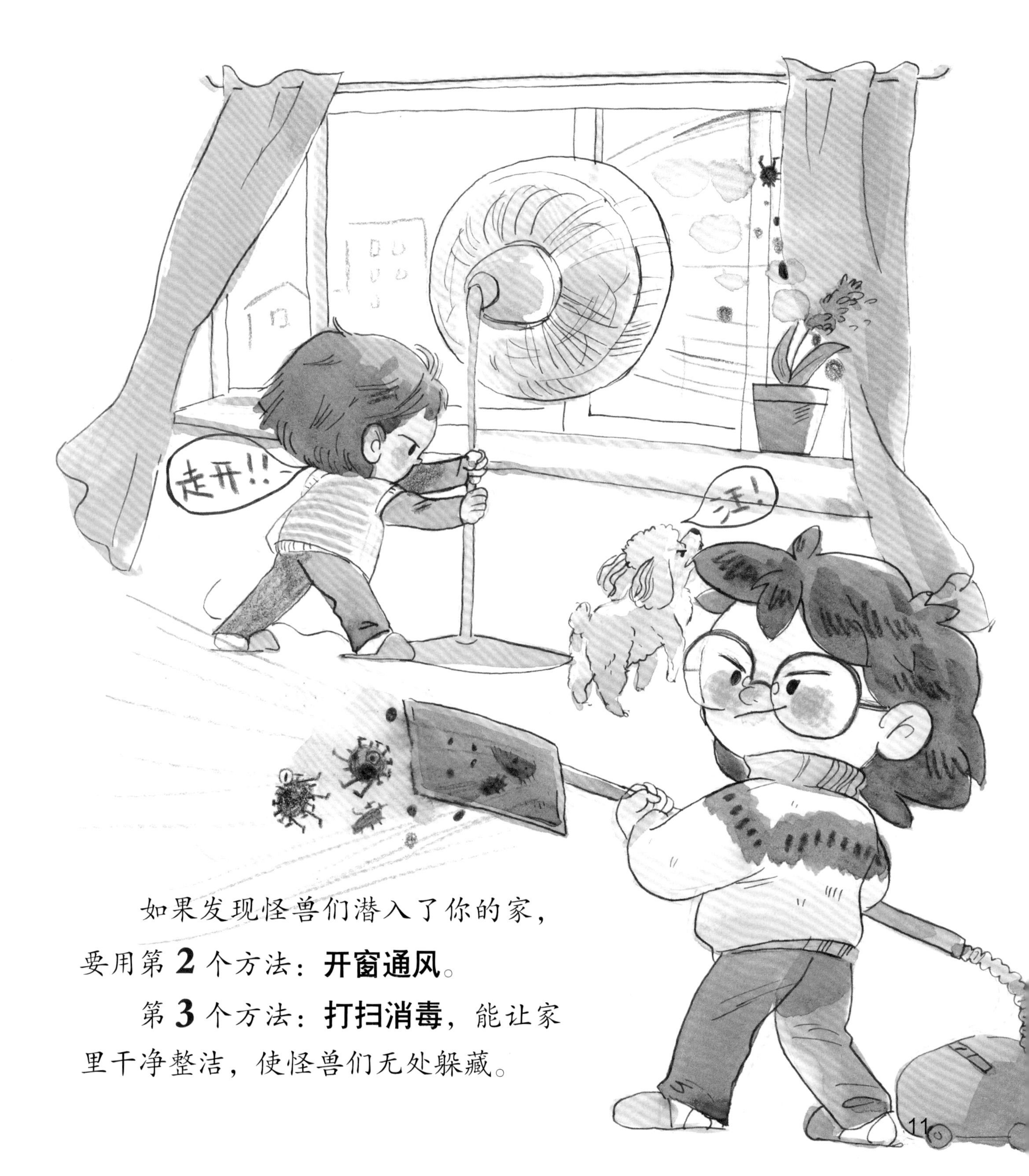

如果发现怪兽们潜入了你的家，要用第 **2** 个方法：**开窗通风**。

第 **3** 个方法：**打扫消毒**，能让家里干净整洁，使怪兽们无处躲藏。

怪兽们最喜欢攻击免疫力低的人，所以第 **4** 个方法是：**做吃饭和睡觉的双料世界冠军！**

作息要有规律，按时吃饭，按时睡觉。

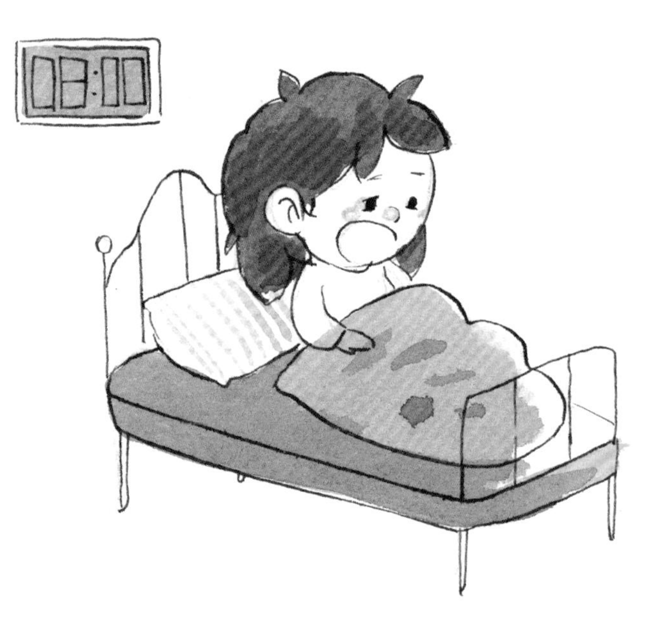

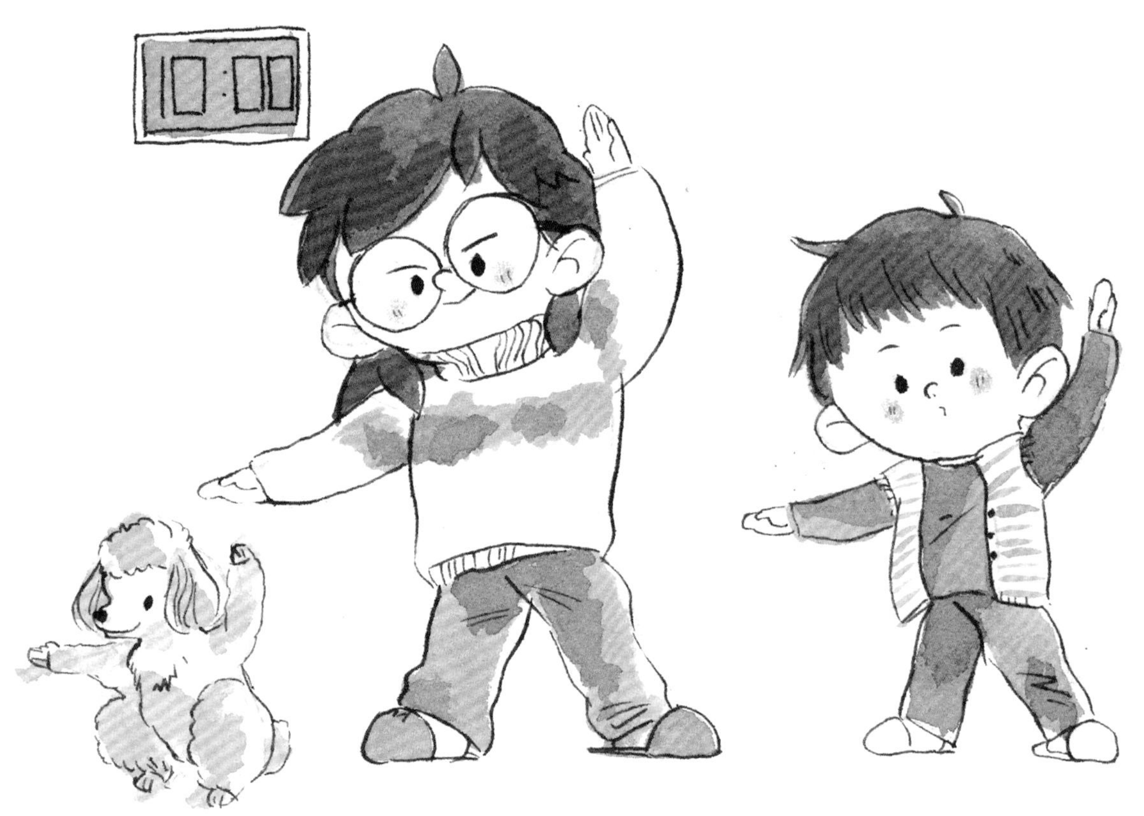

第 **5** 个方法：**积极锻炼，强健体魄！**

有了强健的身体，我们才能在怪兽们袭击时有力气赶跑它们。

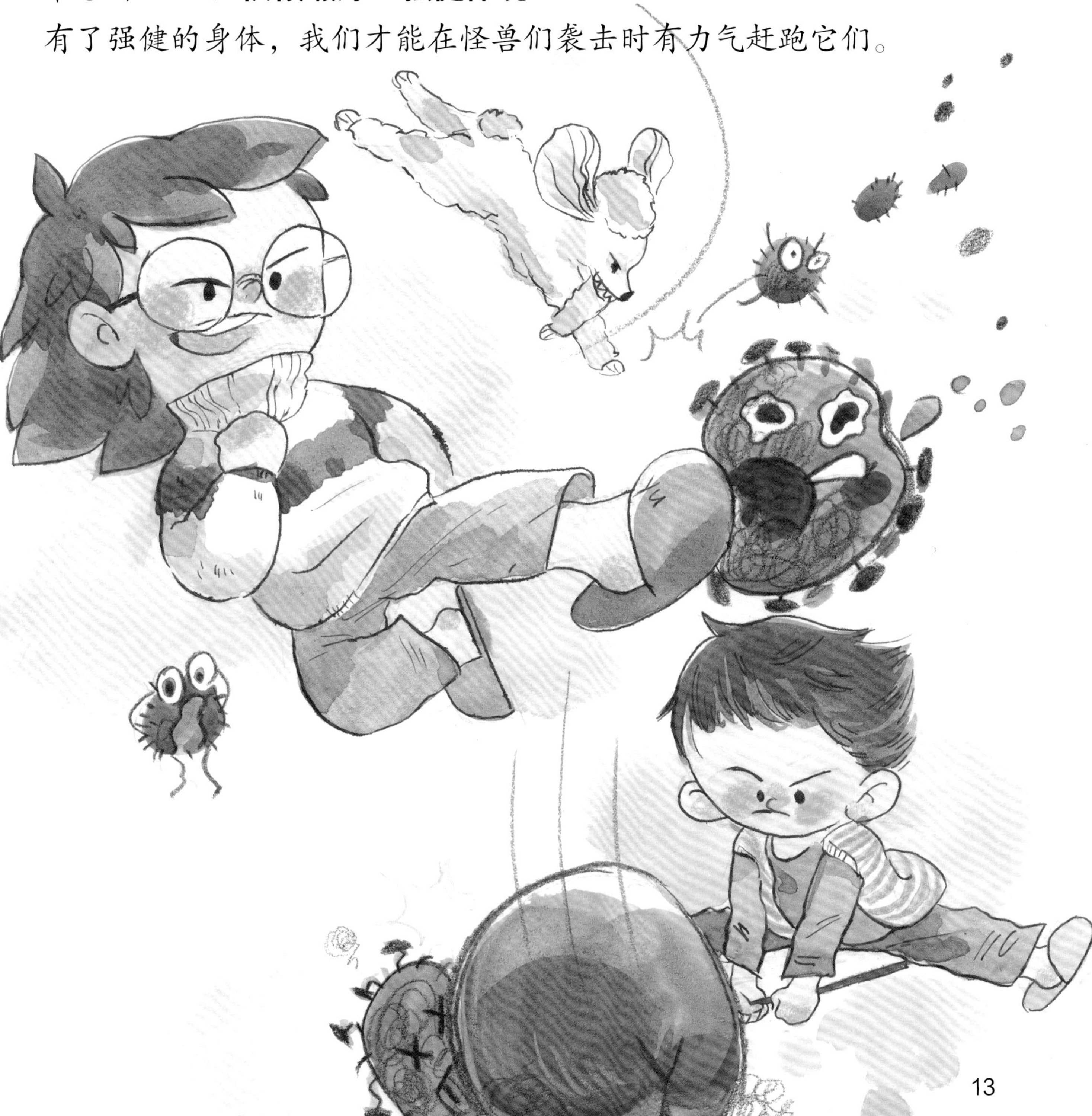

大家的肚子都饿得咕咕叫——奶奶必须出门买菜了。

有怪兽在外面，奶奶会很危险！

不过爸爸告诉我，不要过度担心，第 6 个方法可以保护出门的奶奶：**戴上口罩和眼镜**，外面的怪兽就钻不进身体里啦！

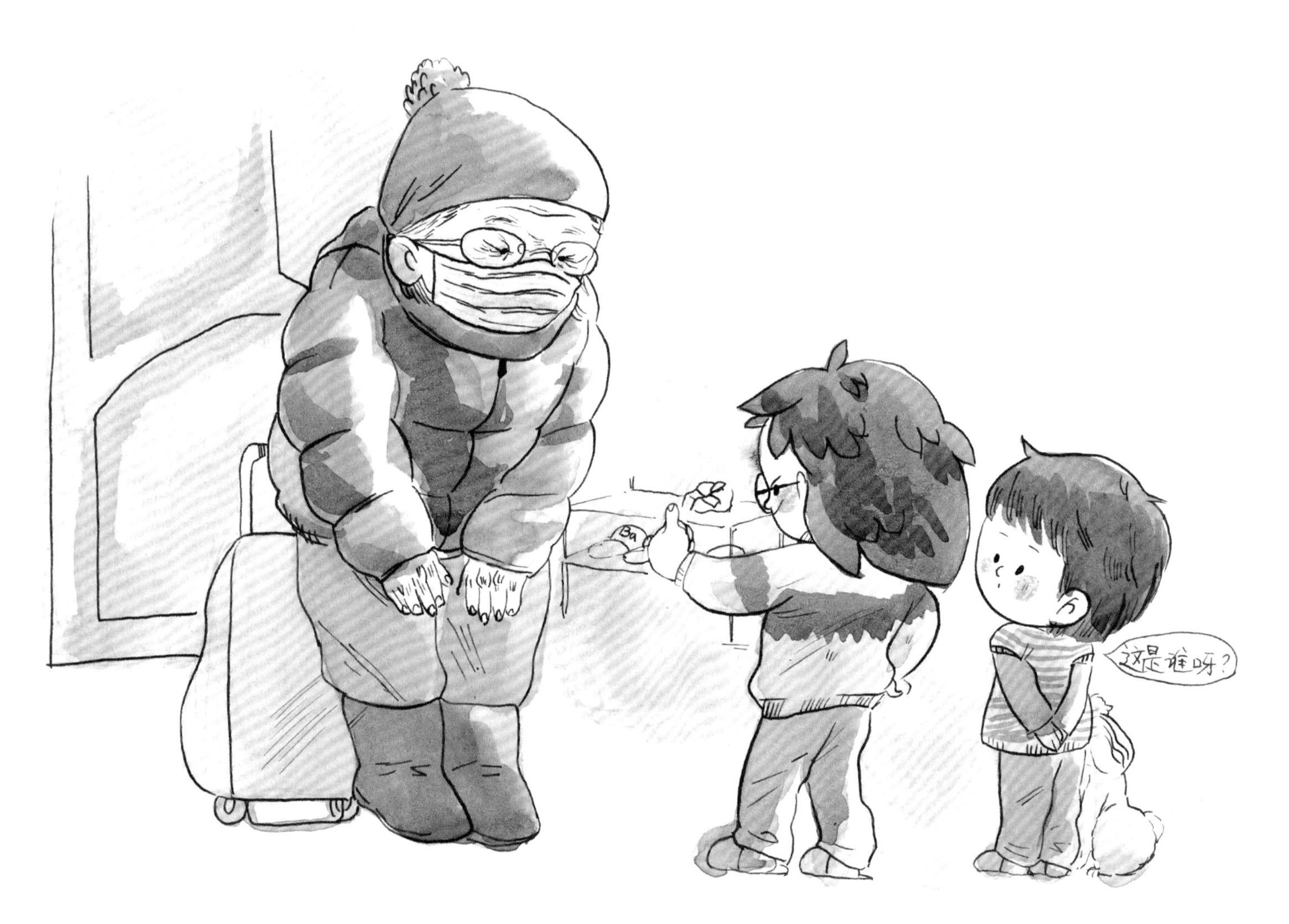

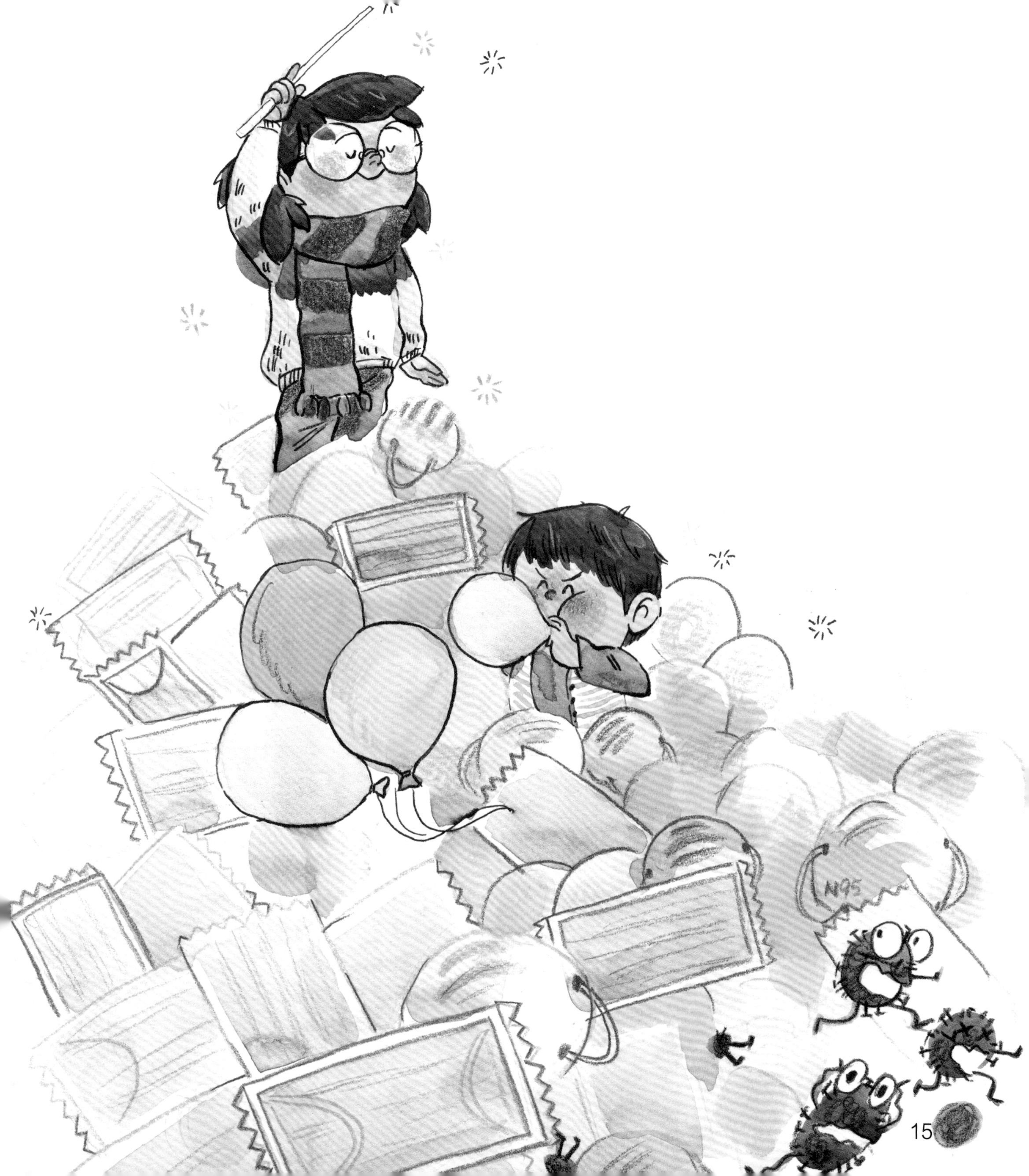
N95

第 7 个方法是：**尽量避免去人员密集场所**。

除非……除非是去送口罩！

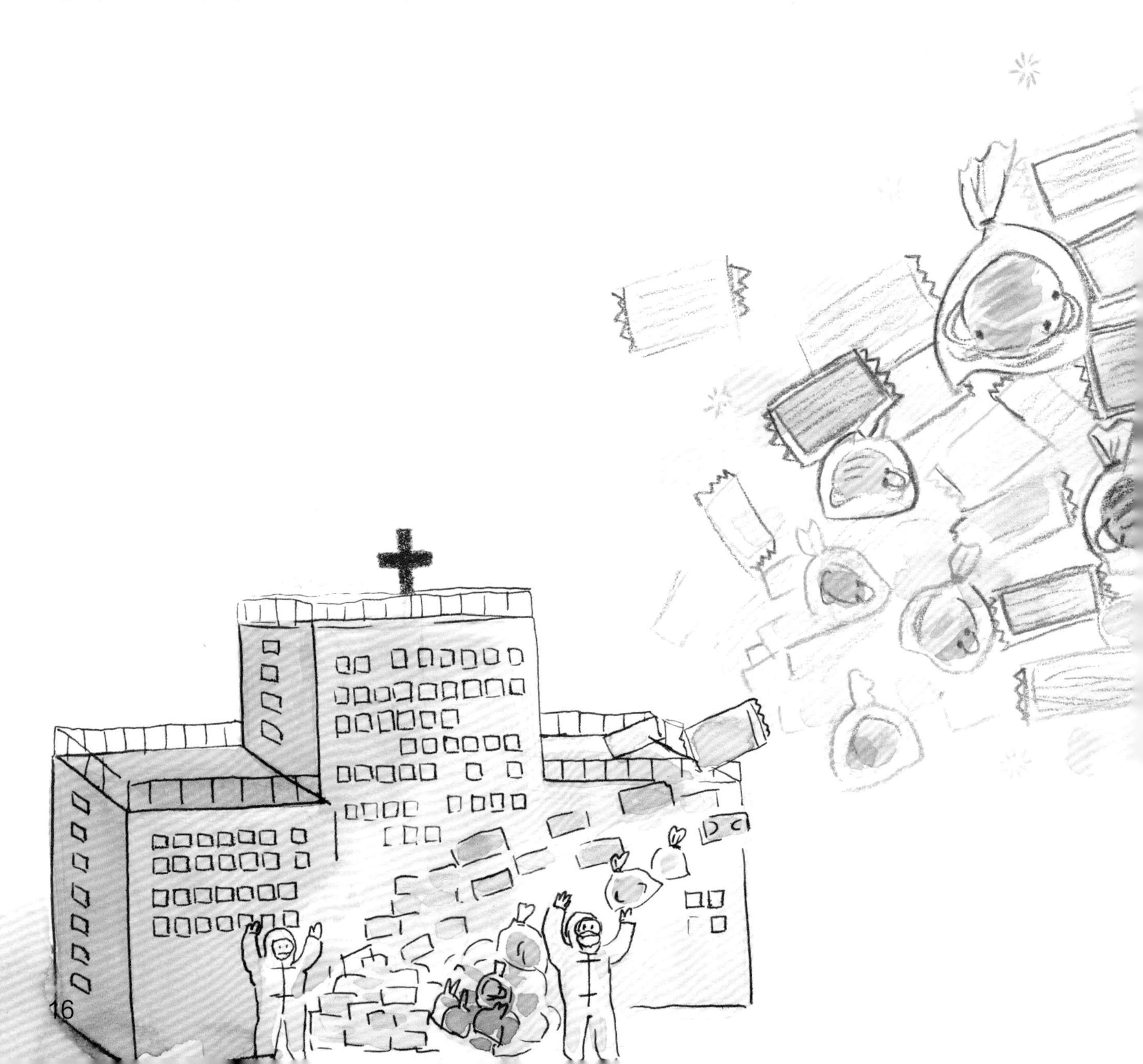

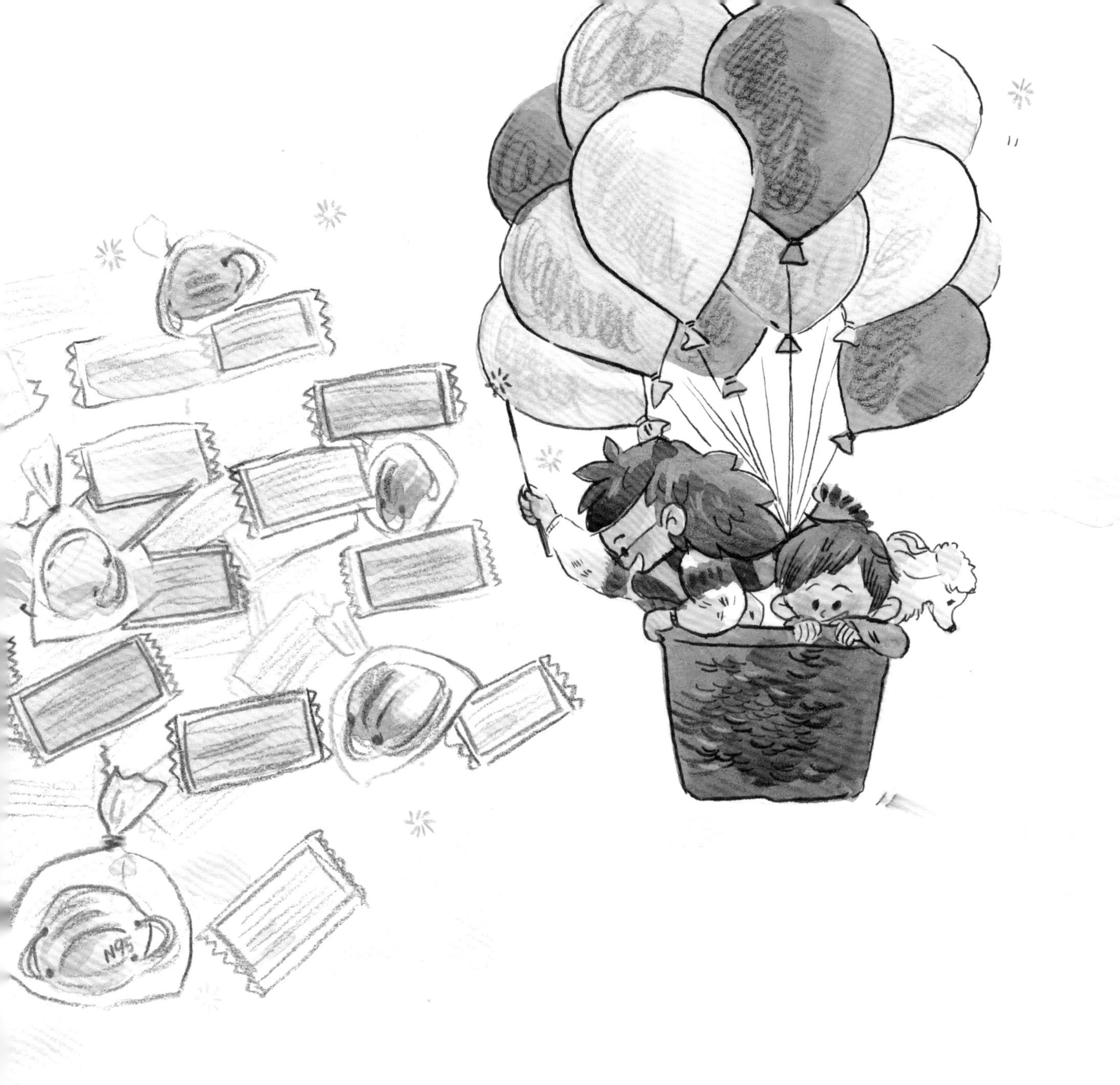
N95

爸爸说怪兽们很狡猾，会藏在任何地方找机会跟我们回家，比如藏在手机和电梯按钮上。

所以，第 **8** 个办法是：**勤洗手，把它们都赶走**。

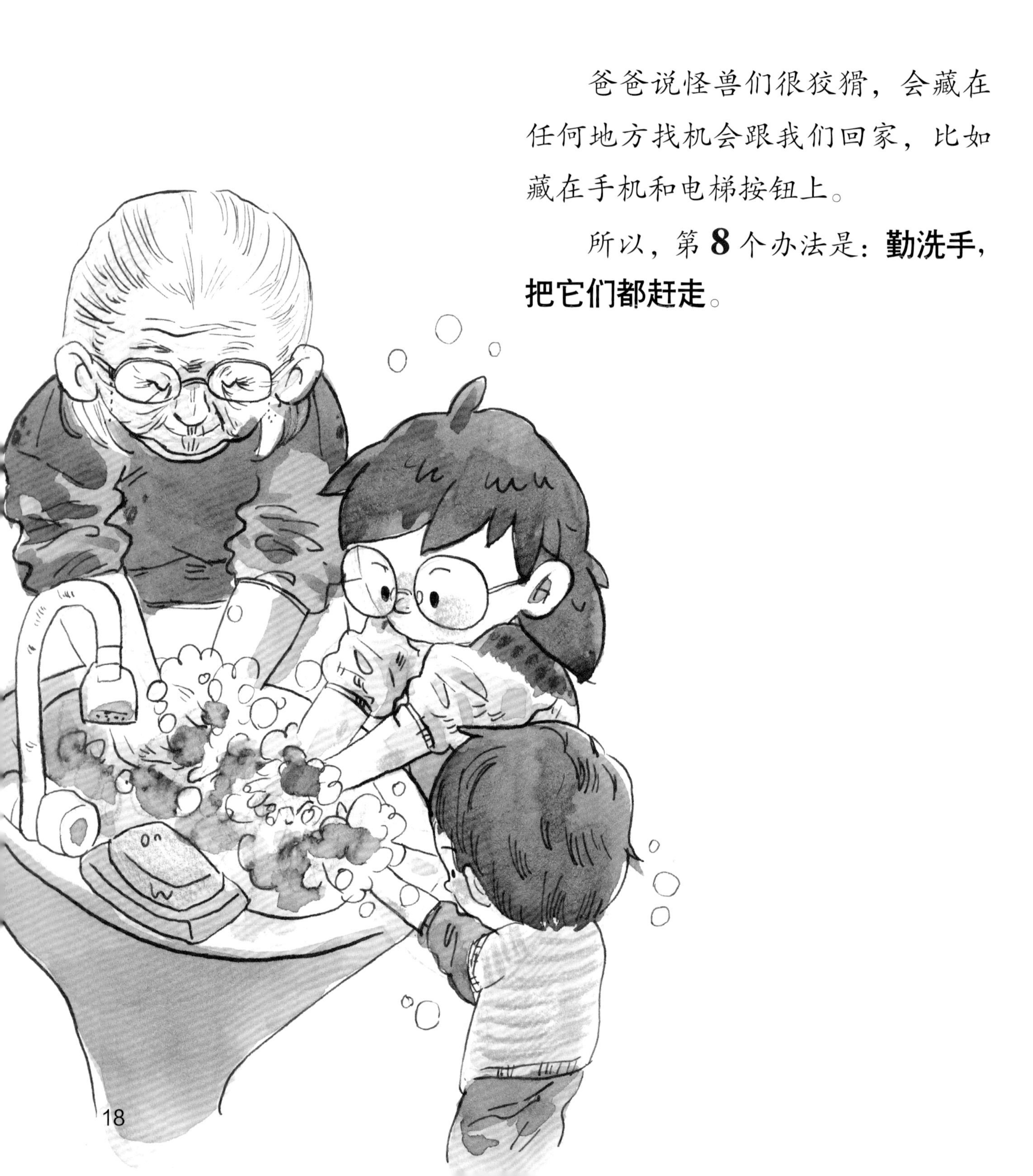

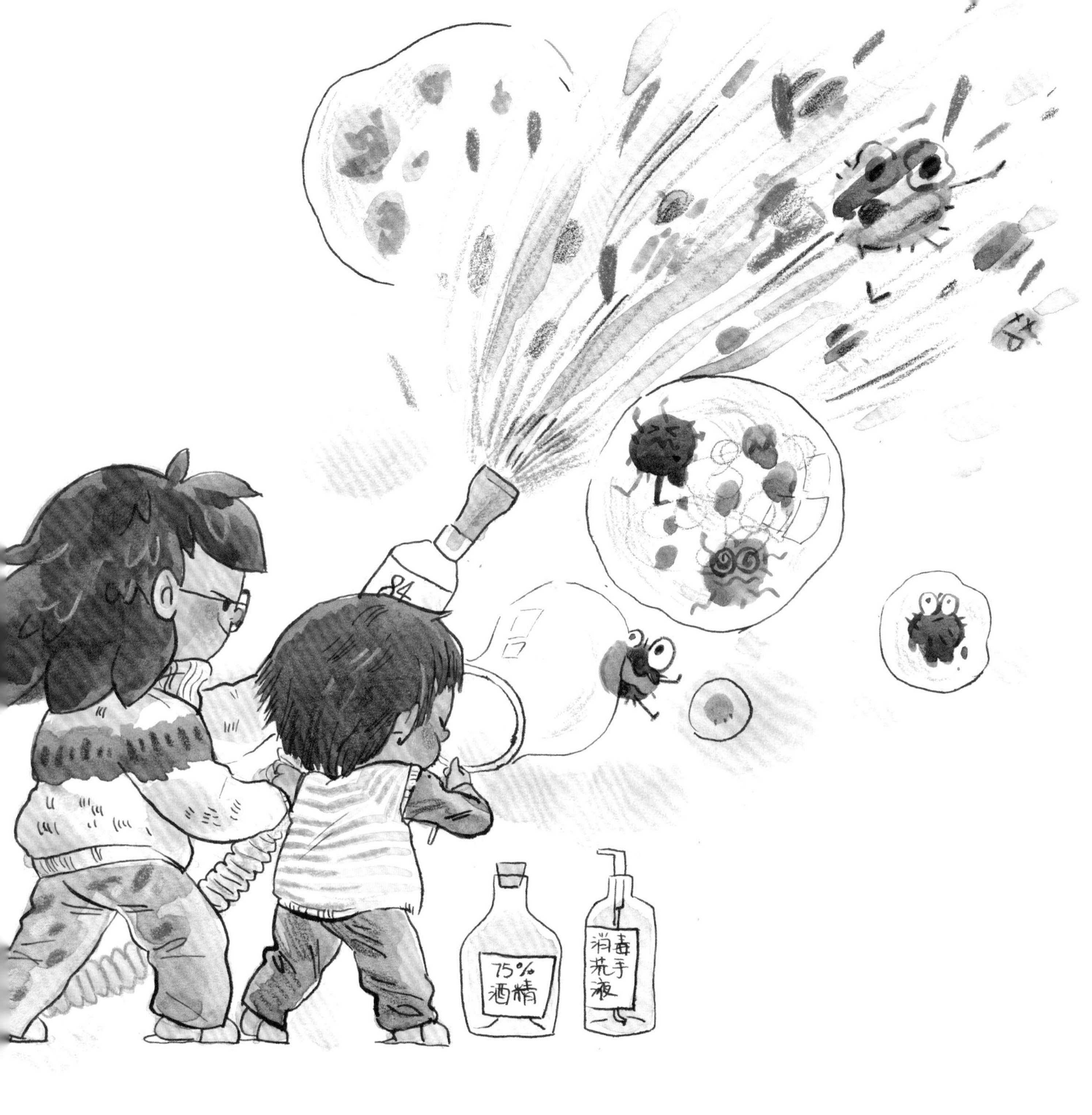
84
75%
酒精
消毒
洗手
液

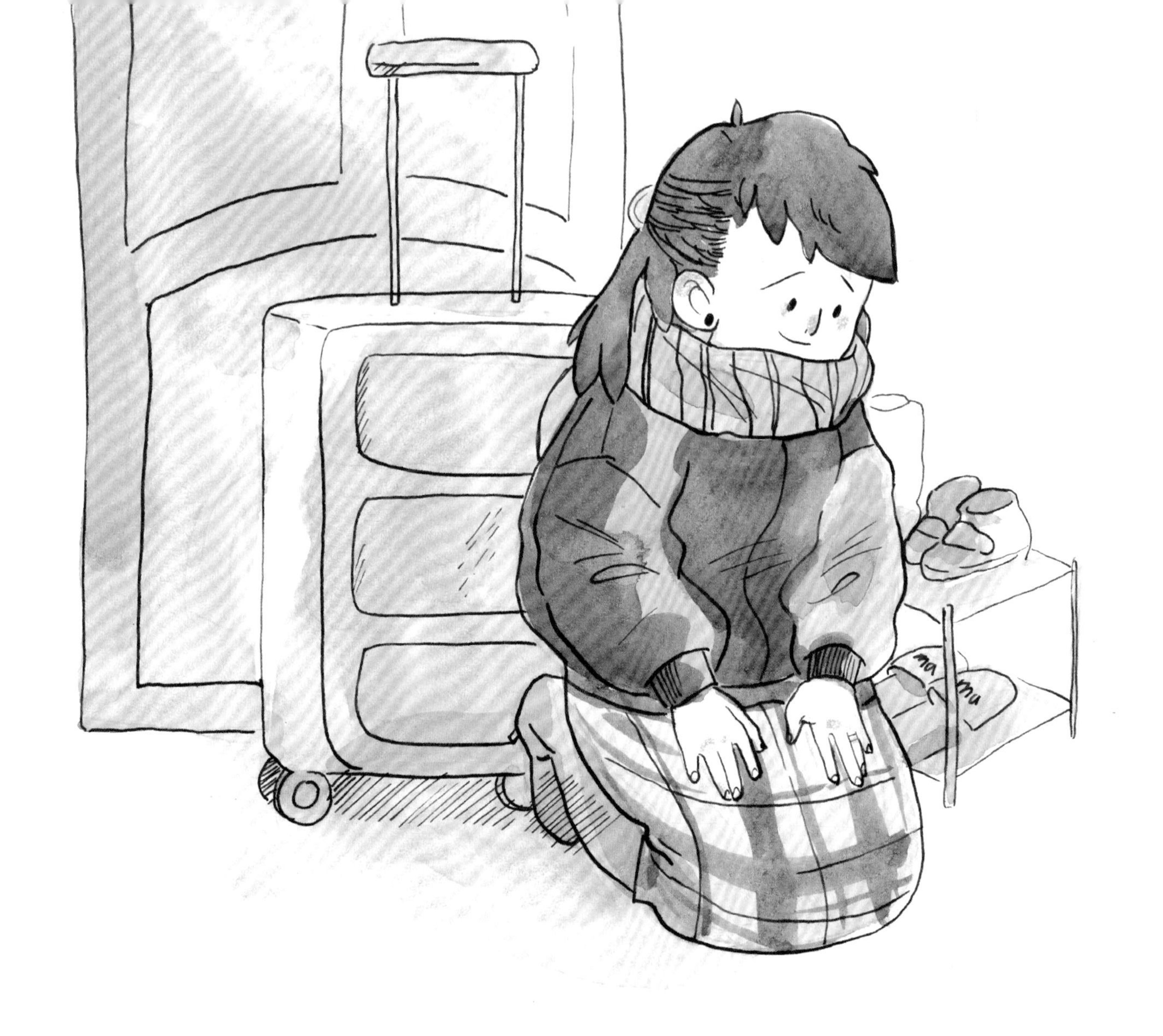

门铃叮咚叮咚响了。是妈妈！她从远方的外婆家回来了。

虽然我超级想给她一个大大的拥抱，但是爸爸说过不能这么做。

因为一路上可能有很多很多的怪兽，它们那么狡猾，说不定已经藏在妈妈身上了。

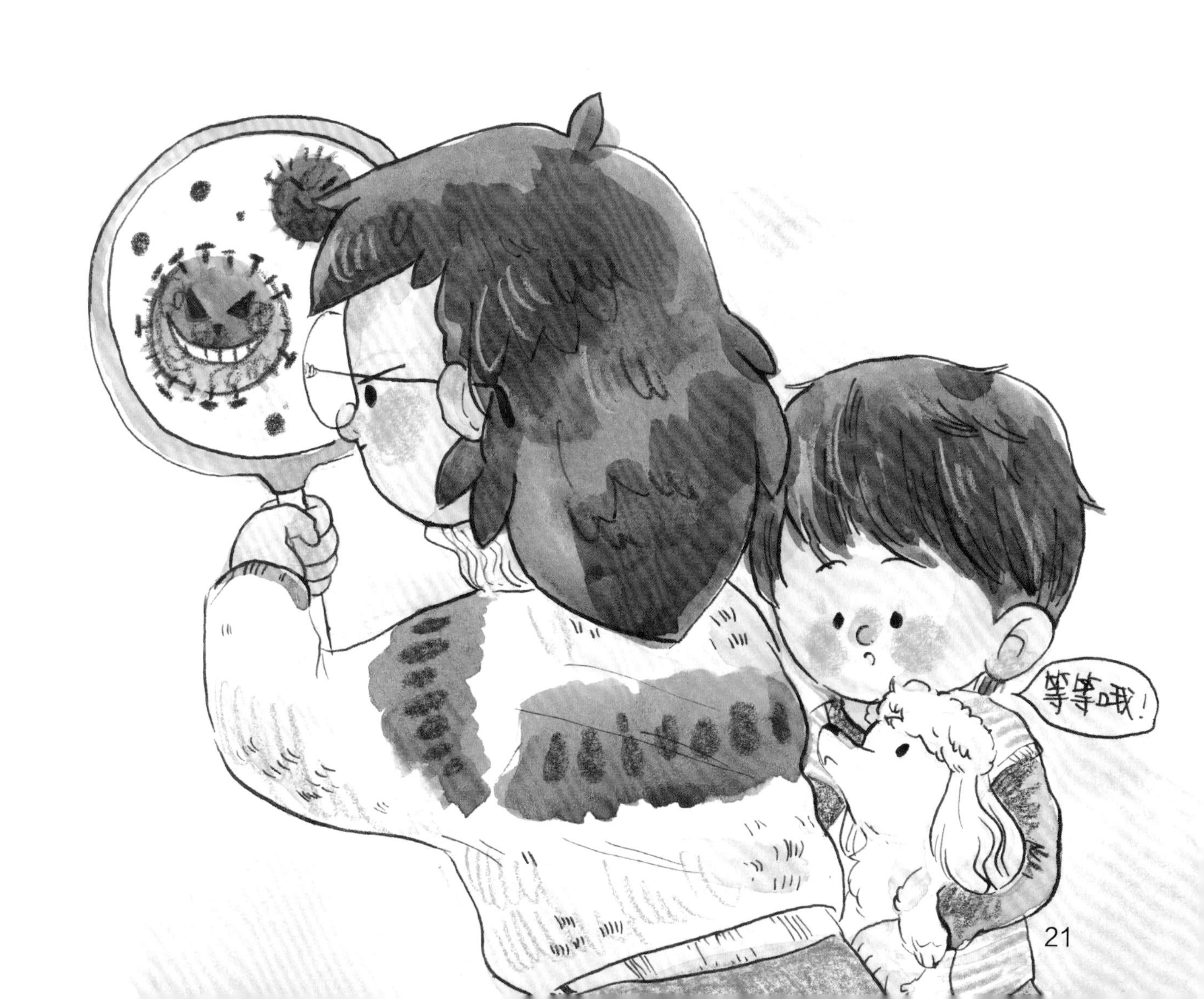

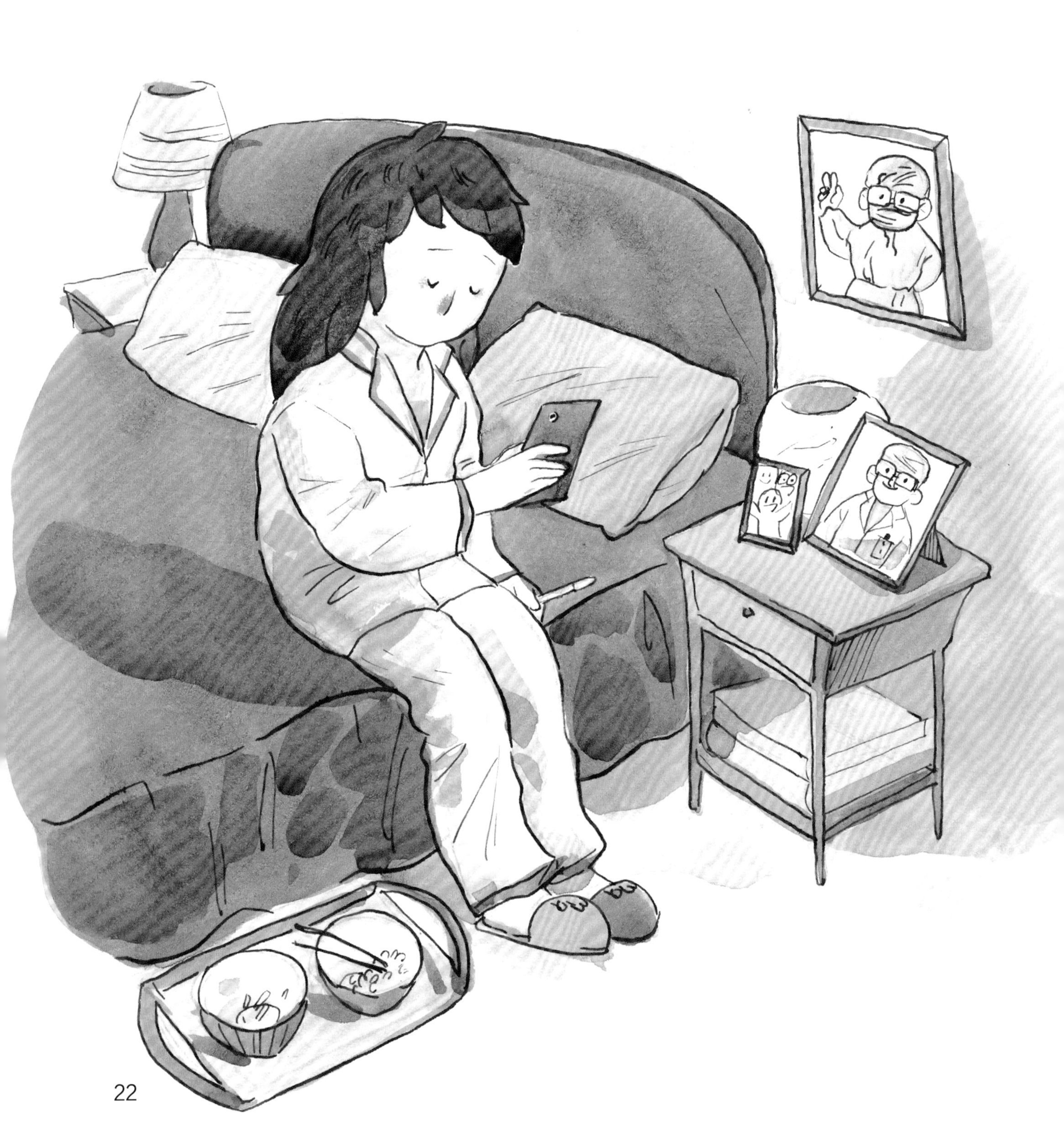

所以，妈妈需要先好好洗个澡，再一个人住进卧室，使用自己的毛巾、牙刷和杯子，还要一个人吃饭。

爸爸说这是第 **9** 个方法：**他管这个叫“隔离”**。

妈妈每天要量两次体温，看看怪兽们有没有在她身体里捣鬼。

一旦发现它们在妈妈身体里搞破坏，妈妈就要赶快去医院了。（但是最好不要乘坐公共交通工具！）

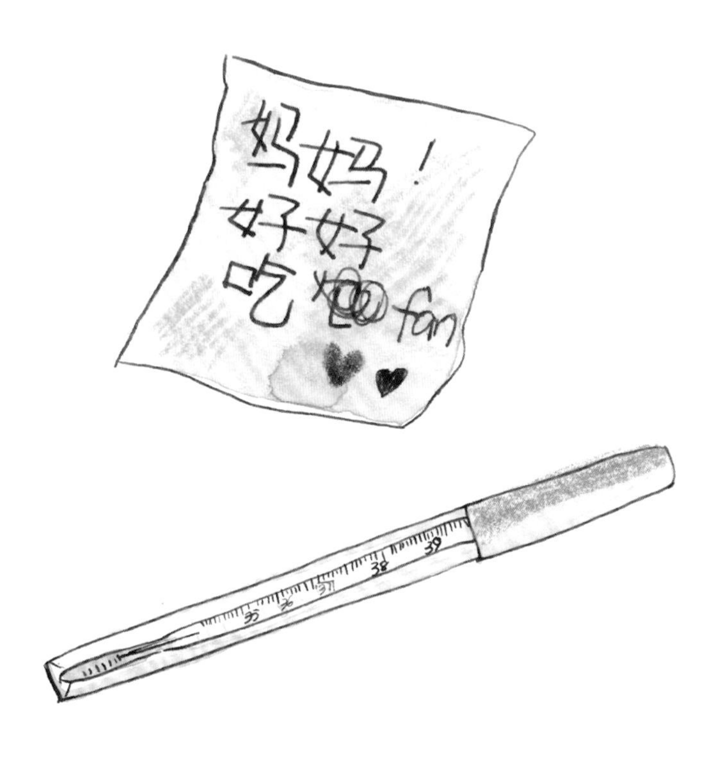

还好还好，妈妈身上还没有发现怪兽们的踪影。

但是我们都不能掉以轻心，每天我和奶奶一起打扫卫生，给妈妈用过的东西消毒。

妈妈要这样度过整整两周，彻底摆脱怪兽们的追踪。

不过，我也有办法逗她开心。

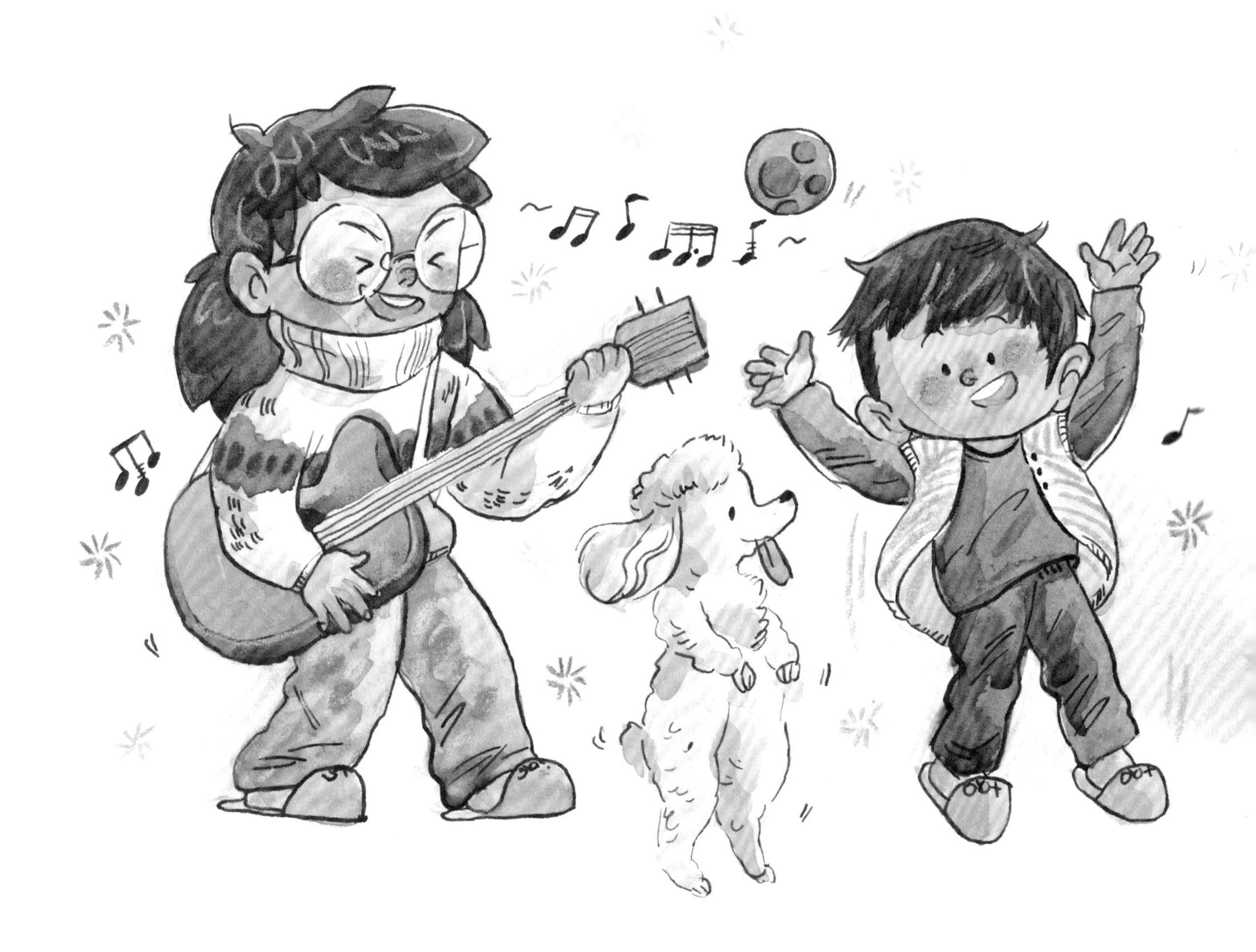

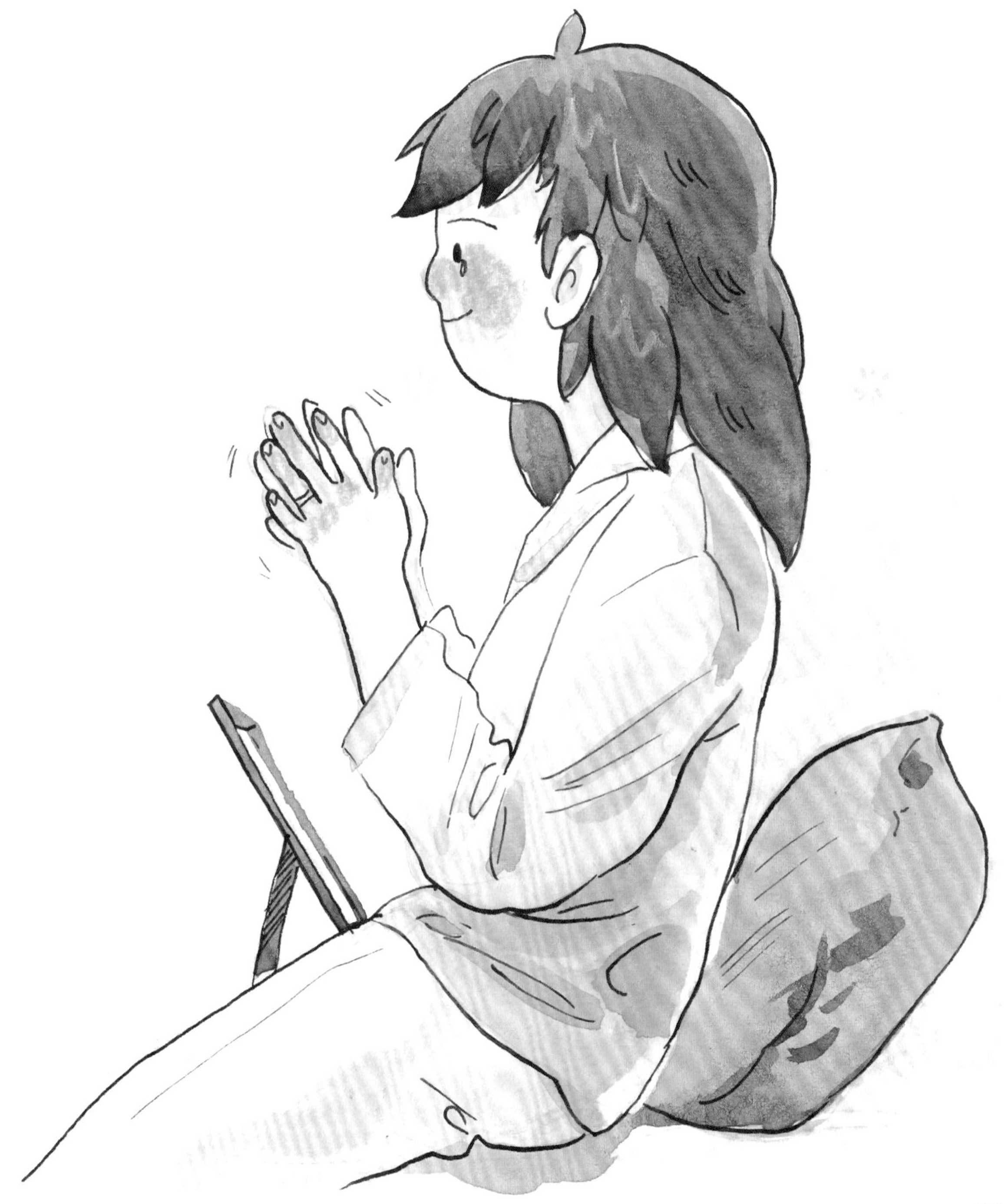

爸爸教我的第 **10** 个办法就是：**要开心！**

怪兽们很厉害，我们要提防它们，但是不必怕它们。

哪怕万一被怪兽们抓住了，也不要惊慌害怕。

因为爸爸肯定有办法！

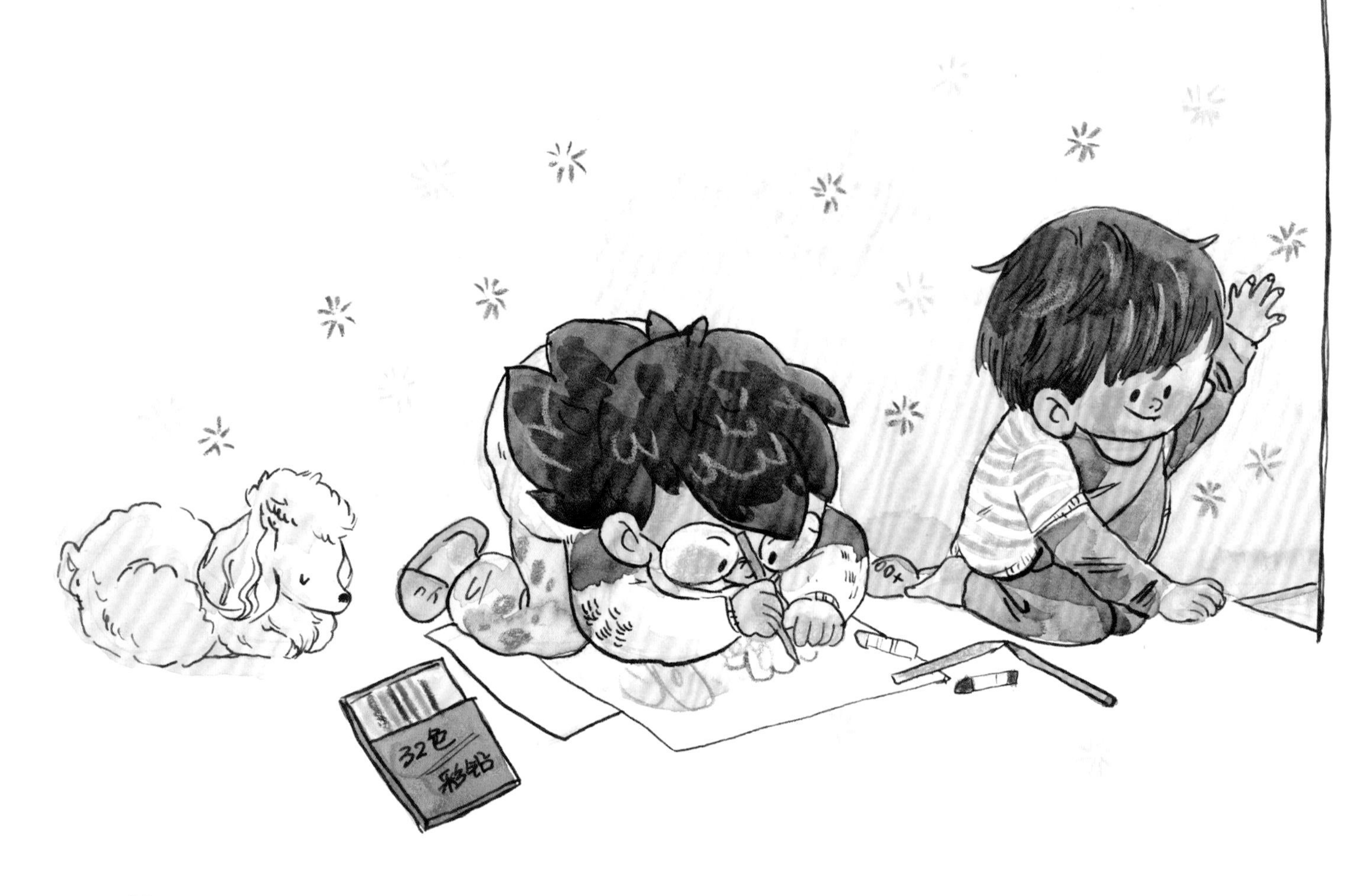

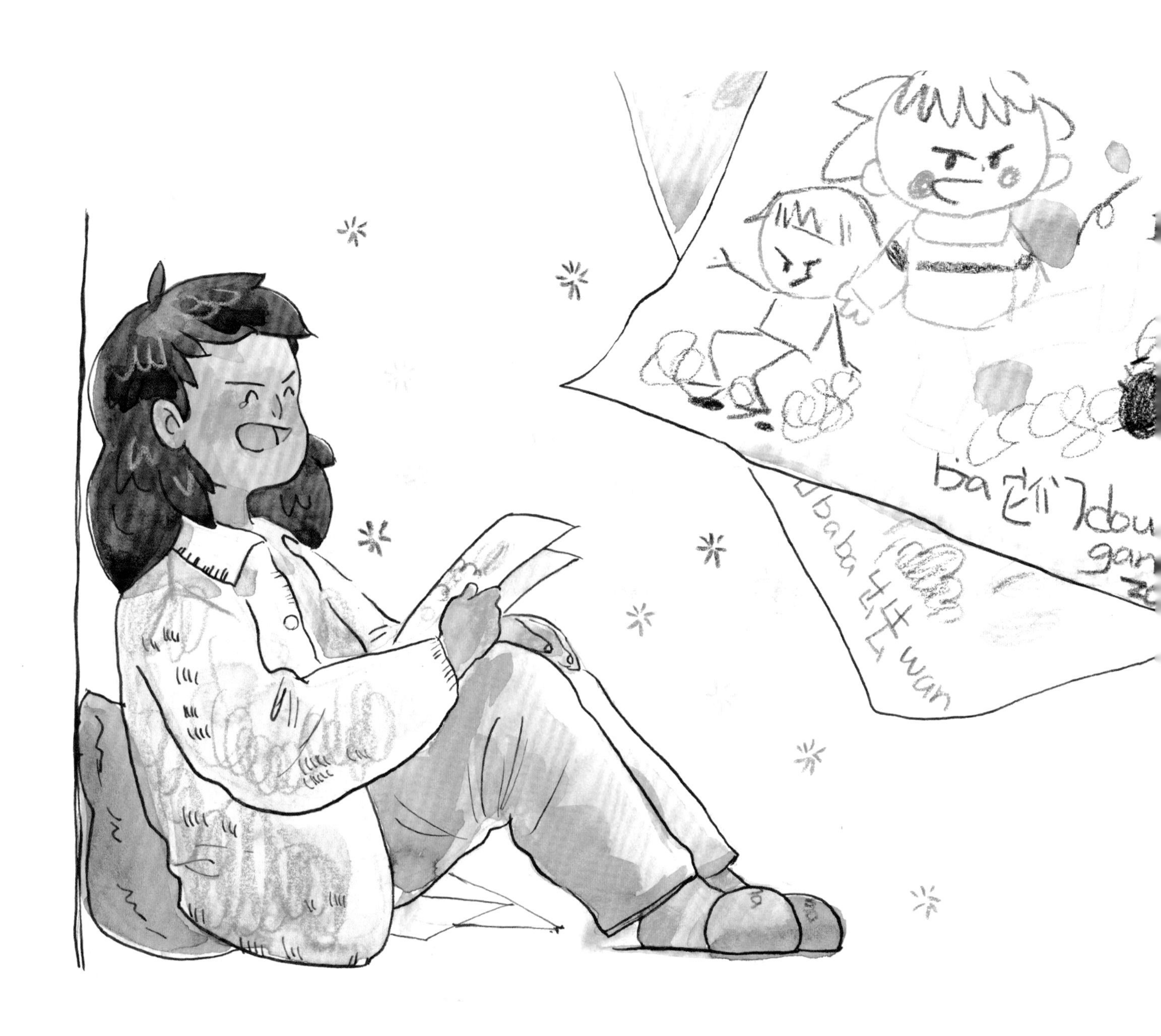

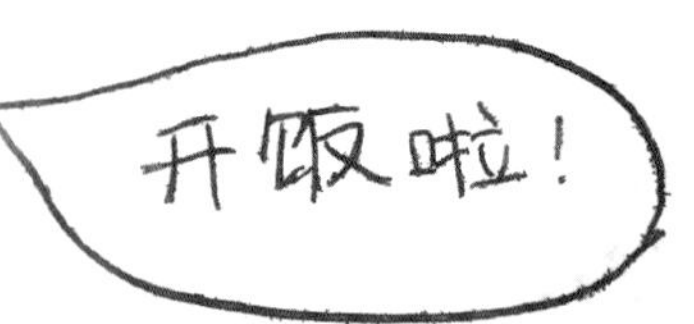

爸爸，我现在完成任务啦，你是不是也快回来了？

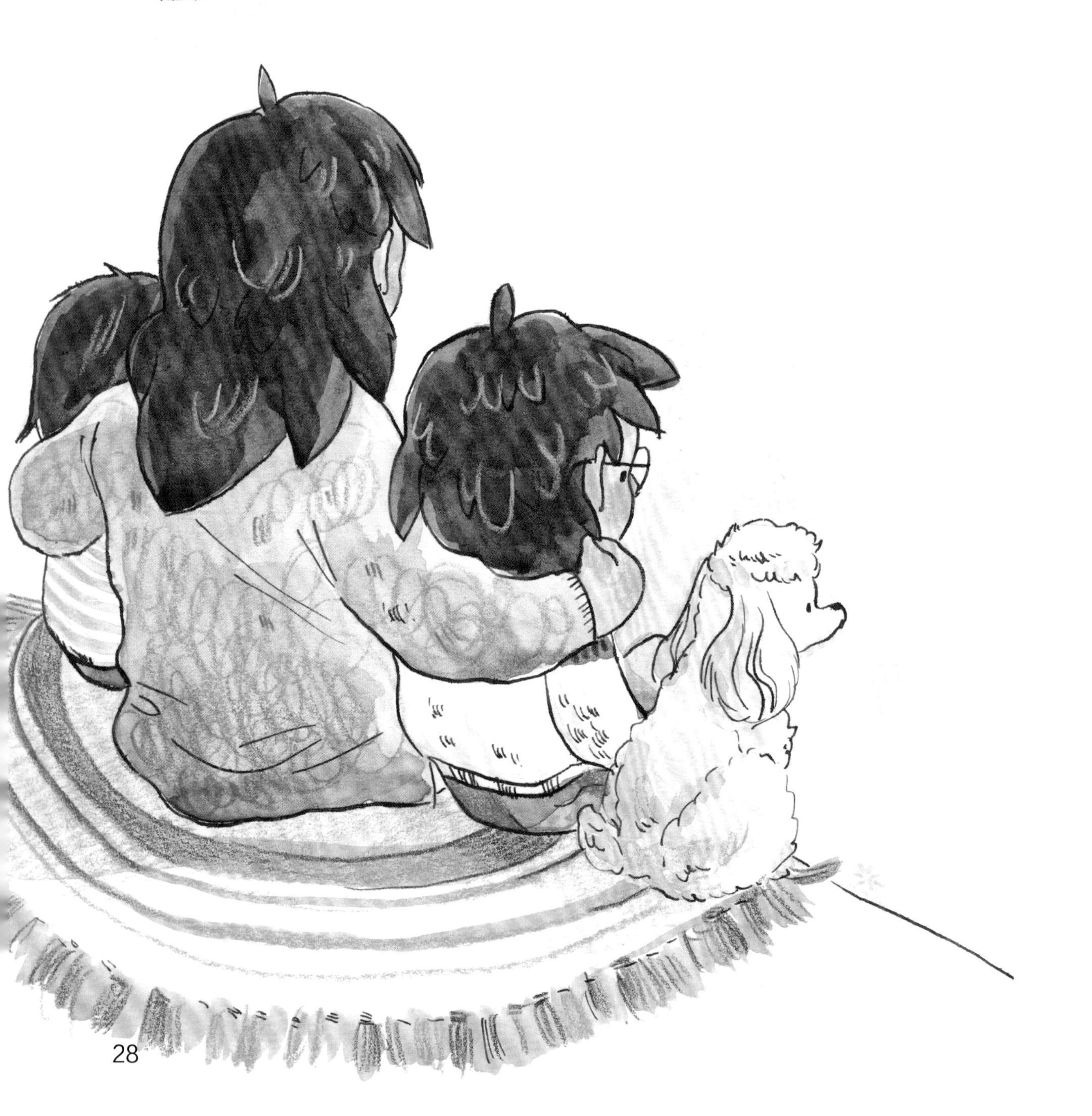

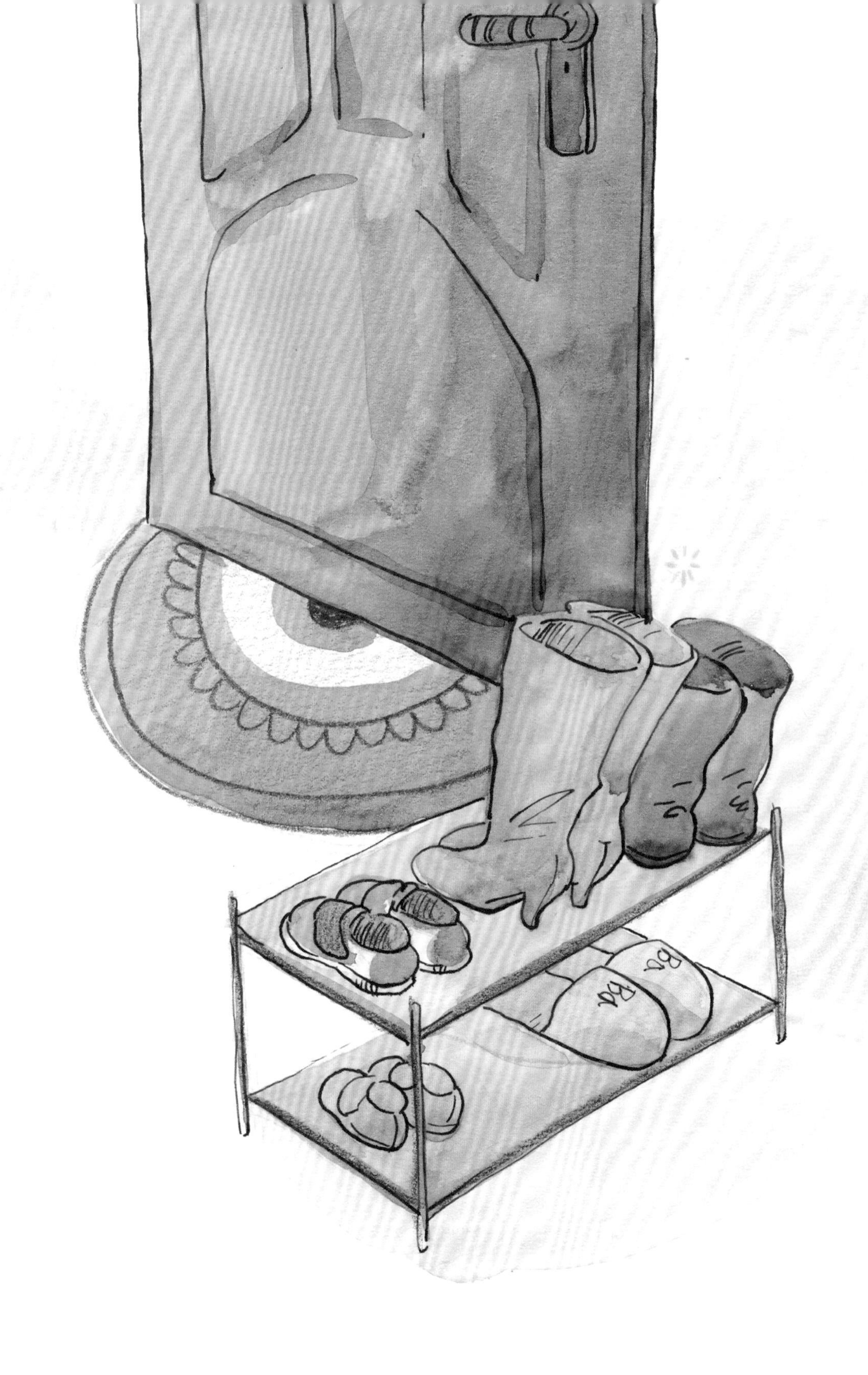
Ba
Ba

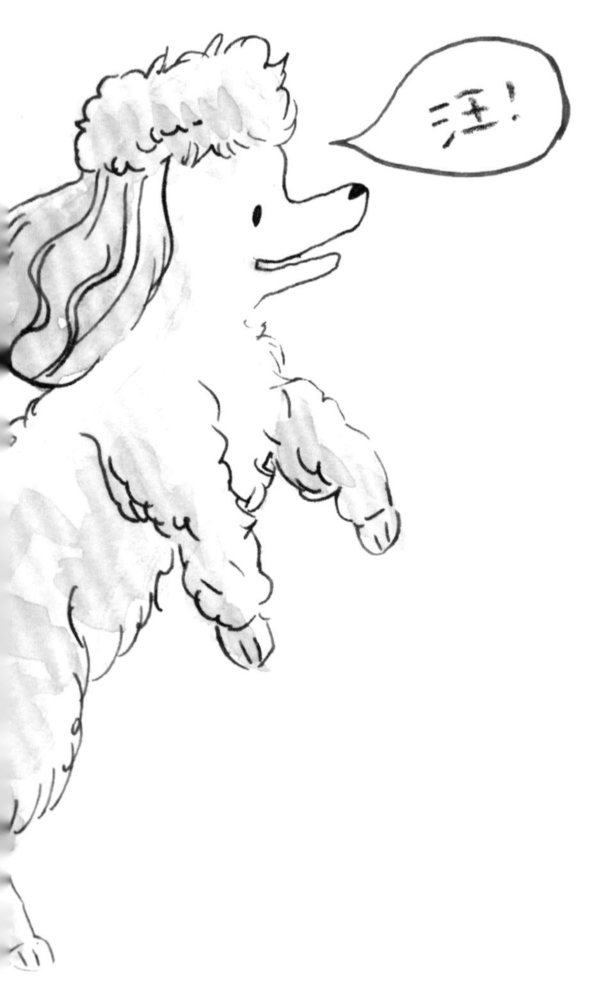
汪！

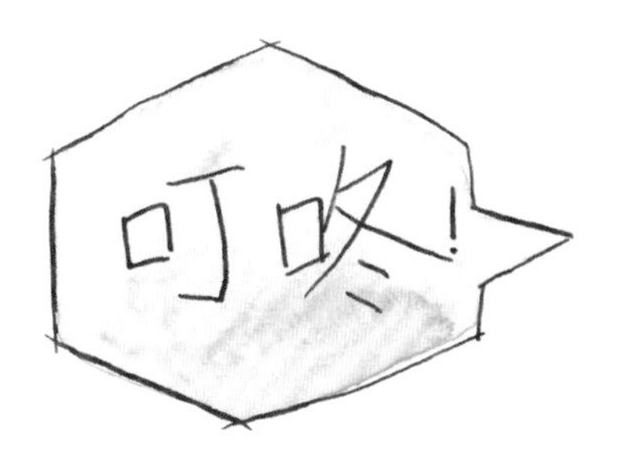
叮咚！

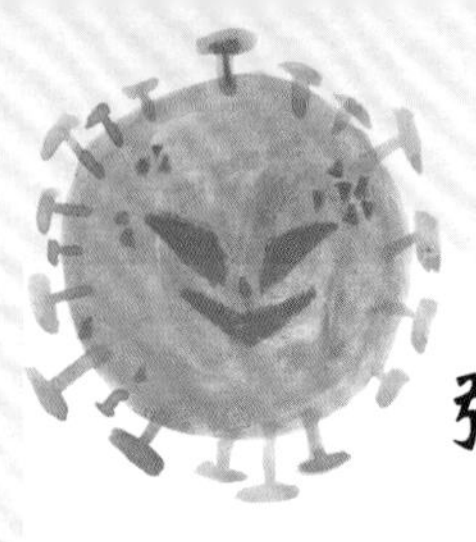

张思莱医师关于新型冠状病毒问题的解答

1. 孩子常见的呼吸道传染病都有哪些?

人类呼吸道包括鼻腔、咽喉、气管、支气管以及肺部等器官。这些器官受病原体入侵而引发的传染性疾病就称为呼吸道传染病。

孩子常见的呼吸道传染病包括流行性感冒、脊髓灰质炎、麻疹、天花（已经消灭）、风疹、流脑、水痘、流行性腮腺炎、百日咳、肺结核，也包括最近流行的新型冠状病毒（2019–nCov）肺炎……

2. 什么是新型冠状病毒?

最近流行的冠状病毒为一种新发现的冠状病毒，世界卫生组织（WHO）将它命名为“2019新型冠状病毒（2019–nCoV）”。新型冠状病毒潜伏期一般为3～7天，最长不超过14天，潜伏期内存在传染性。新型冠状病毒感染的一般症状为发热、干咳、全身乏力，逐渐出现呼吸困难。

3. 新型冠状病毒的传播途径是什么?

主要经飞沫传播，也可通过直接密切接触或间接接触传播，还有可能通过粪–口传播。

4. 孩子要如何预防新型冠状病毒感染?

①尽量不要带孩子去公共场所尤其是密闭空间。外出时尽量不乘坐公共交通工具，避免与新型冠状病毒感染者或有感染者接触史的人接触。保持居室清洁，按时开窗通风，上下午最好各通风30分钟。

②外出时尽量给孩子（1岁以上）戴上口罩，与无防护人员保持1米以上的距离。建议随身携带含有酒精的洗手液，时时给双手消毒，不要让孩子四处乱摸，不要用手触摸眼睛、鼻子和面部。

③孩子外出回家应该换掉外面的衣服和鞋，洗干净双手。家里的大人外出回家同样需要换掉外面的衣服和鞋，洗干净双手才能抱孩子。

④勤洗手：饭前便后、外出回家都需要正确洗手。

⑤打喷嚏和咳嗽要用纸巾遮住口鼻，如果没有纸巾要用肘部遮挡。纸巾用过后要立刻扔进有盖子的垃圾桶内。正确洗手。

⑥孩子所有饮食用具要专人专用，家长不要尝、用嘴吹孩子的食物或嚼烂食物再喂孩子。

⑦注意食品卫生，做饭工具（刀具、案板）生熟分开，饭菜充分做熟才能给孩子吃。

⑧保持生活规律，睡眠充足，饮食多样化，营养均衡，避免外出，保证有一定的室内运动。孩子穿着适当，既不要捂着孩子也不要让孩子受凉。

⑨孩子的玩具、物品和餐具一定要定期消毒。

⑩如果看护者或者孩子的密切接触者出现疑似新型冠状病毒感染症状，要及时隔离，同时密切观察孩子状

况。一旦孩子出现可疑症状，家长就要及时送孩子去医院就诊。

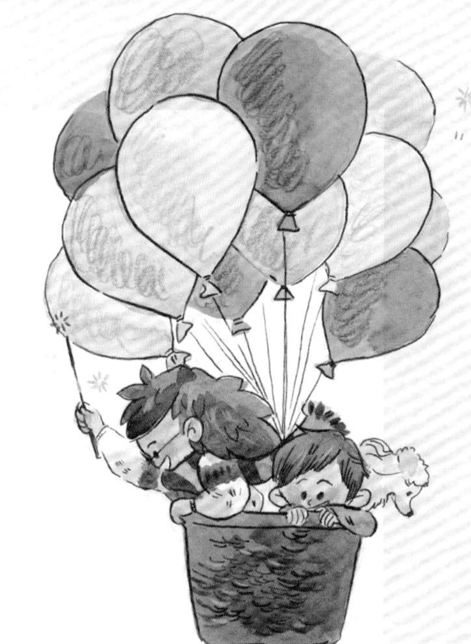

5. 如何为孩子选择口罩？

口罩分为医用防护口罩、医用外科口罩、医用护理口罩以及日常家用普通棉布口罩。医用防护口罩就可以有效防护飞沫。给孩子选择口罩一定要选择与孩子脸型大小相适应的儿童专用一次性医用防护口罩。千万不要用成人口罩代替儿童口罩，因为这样起不到防护作用。

6. 如何为孩子正确佩戴口罩？如果孩子不愿意配合怎么办？

佩戴口罩

①戴口罩前清洗双手。

②手不要碰口罩面，通过两端线绳佩戴或摘取。

③在佩戴过程中口罩内变得潮湿时必须更换，取下口罩后立刻将其丢弃到垃圾桶里并洗手。

如果孩子不愿意戴口罩

①对大一点儿的孩子可以讲道理，直接告诉孩子为什么要戴口罩，前提是父母必须以身作则。

②如果是小一点儿的孩子，可以通过做游戏、讲故事、角色扮演或者给玩具戴口罩等方式引导孩子戴口罩。

③1岁以下的孩子不适合戴口罩，应避免孩子外出，做好居家消毒、打扫等工作。

7. 如何正确洗手？

①搓手掌：双手手指并拢，掌心相对，互相搓洗。

②洗手背指缝：一只手的手指从另一只手的手背指缝插入、搓洗，再换手搓洗。

③洗掌心指缝：两只手掌心相对，手指互相交叉搓洗。

④洗指背：四指并拢屈起放入另一只手的掌心搓洗，再换手搓洗。

⑤洗大拇指：一只手握住另一只手的大拇指搓洗，再换手搓洗。

⑥洗指尖：五指并拢放入另一只手的掌心搓洗，再换手搓洗。

⑦洗手腕：一只手握住另一手的手腕搓洗，再换手搓洗。

8. 如果孩子在呼吸道传染病高发季节发热，应该怎么办？

①如果孩子发热、精神不好，同时伴有其他症状，应该做好个人防护，及时带孩子去医院就诊。不要在家观察，以防病情发展贻误治疗时机。

②如果医生明确诊断病情、允许回家观察治疗，家长要按时给孩子用药，待药物发挥作用。不要反复去医院，避免交叉感染或频繁换药，这样更不利于孩子痊愈。